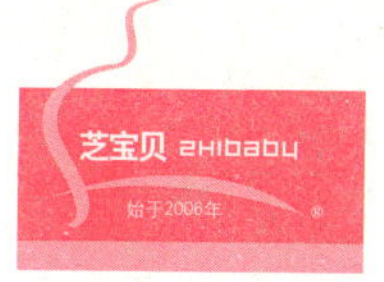

孩子生病妈妈怎么做

周忠蜀　编著

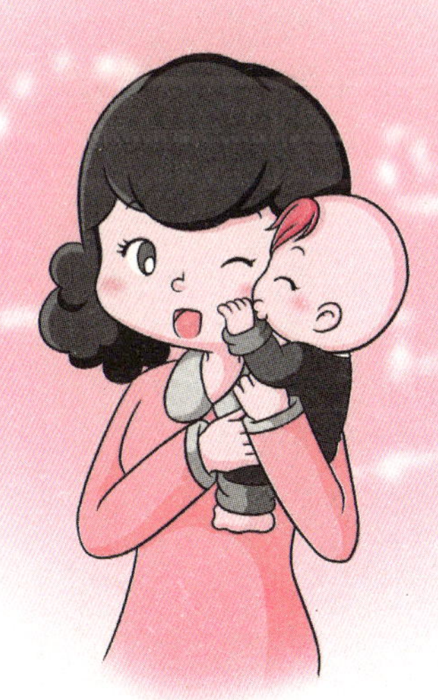

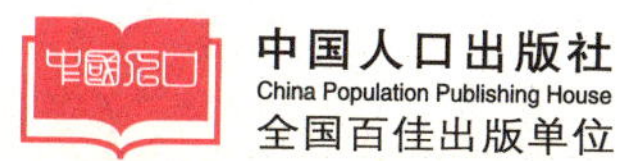

中国人口出版社
China Population Publishing House
全国百佳出版单位

图书在版编目(CIP)数据

孩子生病妈妈怎么做/周忠蜀编著.—北京:中国人口出版社,2013.8
ISBN 978-7-5101-1792-3

Ⅰ. ①孩… Ⅱ. ①周… Ⅲ. ①小儿疾病—防治 Ⅳ. ①R72

中国版本图书馆CIP数据核字(2013)第113936号

孩子生病妈妈怎么做
周忠蜀 编著

出版发行	中国人口出版社
印　　刷	北京盛兰兄弟印刷装订有限公司
开　　本	787毫米×1092毫米　1/16
印　　张	12
字　　数	100千
版　　次	2013年9月1日第1版
印　　次	2013年9月1日第1次印刷
书　　号	ISBN 978-7-5101-1792-3
定　　价	28.00元

社　　长	陶庆军
网　　址	www.rkcbs.net
电子信箱	rkcbs@126.com
总编室电话	(010)83519392
发行部电话	(010)83514662
传　　真	(010)83519401
地　　址	北京市西城区广安门南街80号中加大厦
邮　　编	100054

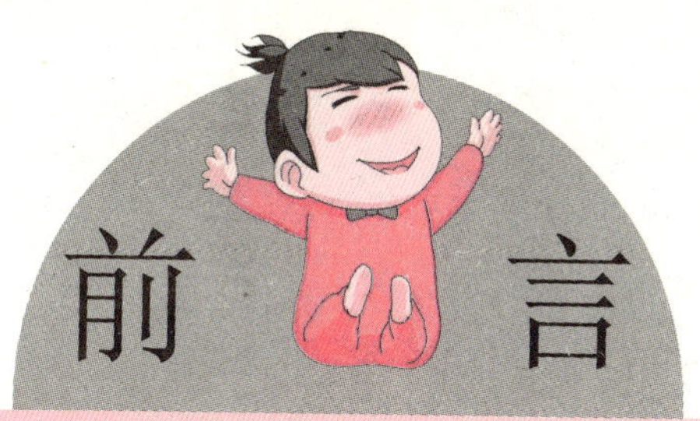

前言

在儿童时期，由于孩子体质较弱，生病在所难免。孩子生病则会牵动所有家庭成员的心。我们经常看到许多父母在孩子生病时不知所措：由于缺乏一些基本的医学常识，有的父母为孩子一点小病而多处求医，引来不必要的过度医疗；也有的父母由于忽视了孩子的病症而延误治疗时机。

现在，到医院看病难、看病贵是一个普遍的社会现象。不管是大医院还是小医院，儿科永远人满为患。去医院挂号要排队，看病要排队，交款要排队，检查要排队，取药、输液……没有一处不需要排队的。看病不仅不方便，还给家庭增加不少负担。况且，带孩子去医院看病还要担心交叉感染问题。其实，不是所有的疾病都必须去医院治疗的，有些疾病只要在家做好家庭护理，孩子通过休养就能恢复健康。而一些比较严重的疾病只要发现及时，治疗得当，护理科学，也能很快痊愈。

孩子生病时，更多的时候是妈妈在身边照顾，孩子在柔弱无助时也最希望得到妈妈的安慰和照顾。妈妈是孩子最好的医生和老师，妈妈知道该怎样爱护孩子，也能教会孩子怎样爱护自己。对于其他家庭成员而言，爸爸没有妈妈体贴和细心，爷爷、奶奶、外公、外婆等长辈年纪都比较大了，精神和体力上都无法胜任这项耗费精力的工作，但是他们的鼓励和辅助无论是对孩子还是妈妈来说都是巨大的支持。帮助生病的孩子恢复健康，是全家人通力合作进行的一场歼灭疾病的“战争”。

本书针对儿童疾病家庭护理这一中心内容，对0～6岁儿童易患疾病进行了系统的介绍。详细阐述疾病的病因、症状、护理和预防的方法。同时，还告诉妈妈怎样带孩子求医问药和基本的家庭护理常识，并介绍了常见的儿童意外伤害的急救措施及儿童用药的相关知识，让妈妈们能够了解相关的医学基础知识，以便及时发现孩子的病情，在医院更好地与医生进行沟通，在家进行科学的护理及预防，为孩子的健康保驾护航。同时，本书第二章的树状表列举了一些儿童常见疾病的症状，妈妈们可以根据孩子的症状初步判断孩子患了哪种疾病，以便做好相应的处理。

儿童时期孩子体质比较娇弱，生病是正常现象，只要妈妈在孩子未病时积极预防，生病时用心护理，孩子一定会拥有健康的好身体。

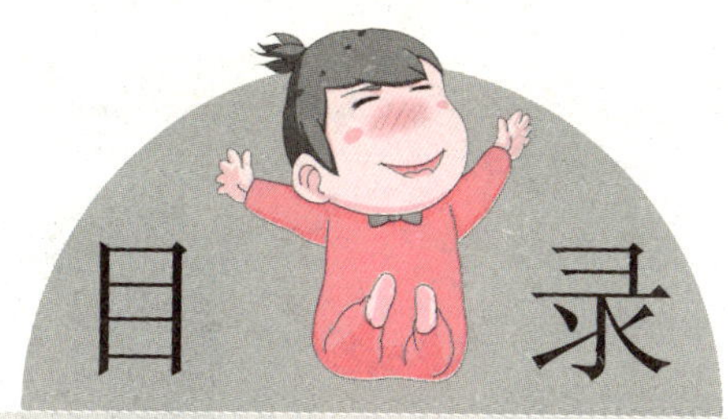

目录

第一章 妈妈应学会求医问病和家庭护理常识

第二章 妈妈应及早发现孩子患病情况

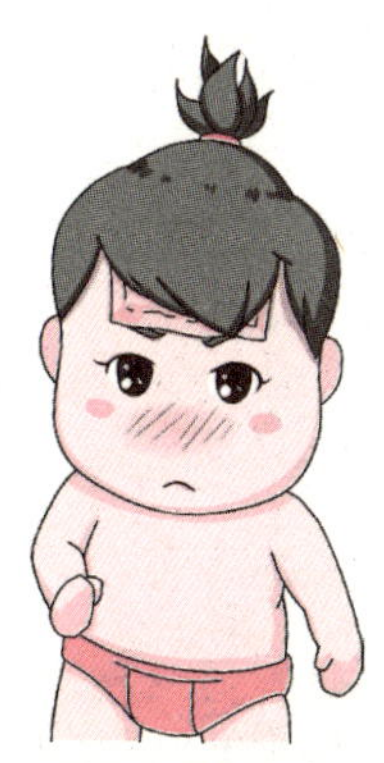

第三章 妈妈应会的疾病防治知识

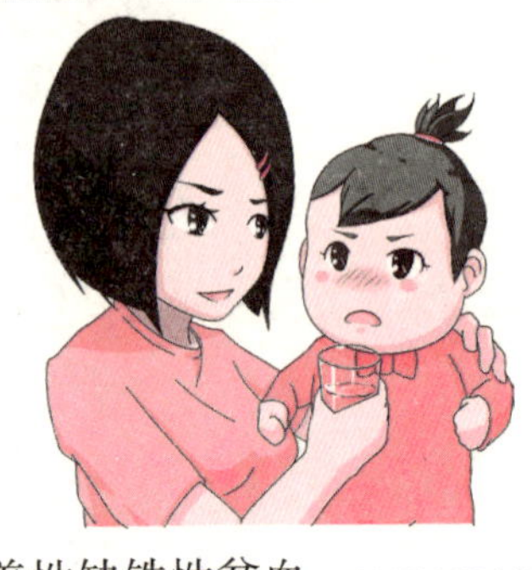

第四章 妈妈应学会意外事故急救知识

第五章 妈妈应了解儿童用药知识

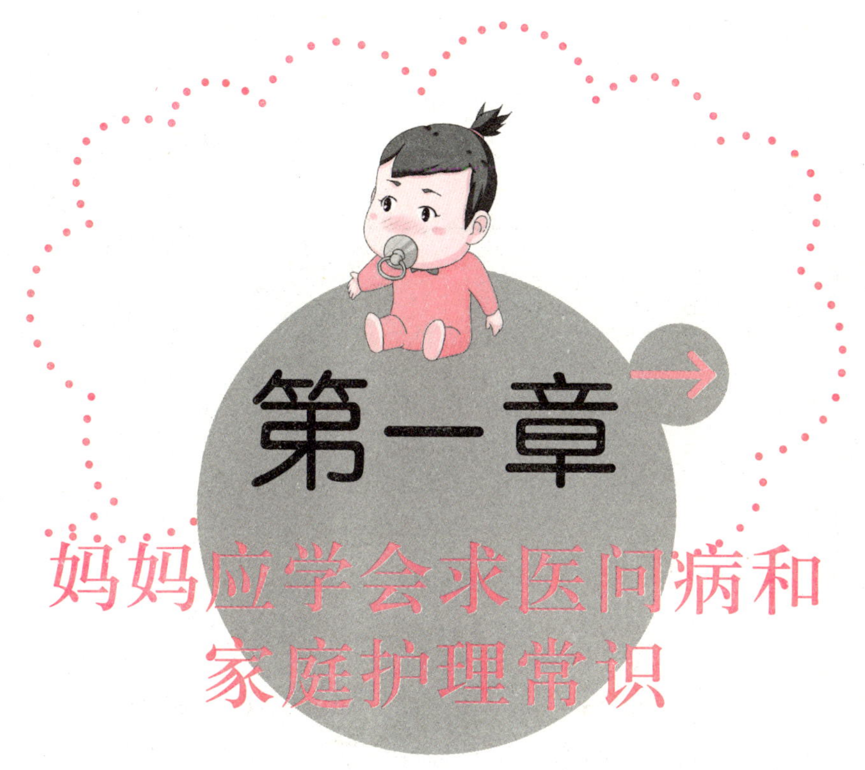

第一章

妈妈应学会求医问病和家庭护理常识

妈妈要学会求医问病

有的妈妈只要发现孩子身体状况异常，就立刻急得像热锅上的蚂蚁，马上带孩子去院。其实，这是不理智的。你要学会先判断孩子的病情再决定是否需要去医院就诊，还要学会怎样与医生沟通，这样才有助于尽早给孩子确诊并采取相应治疗措施。

何时需要就医

孩子生病，父母着急担忧的心情是可以理解的，但是，不是所有的疾病都需要马上就医，很多疾病只需要在家护理得当就能够恢复健康。不过，当孩子出现以下体征时，你应该而且必须带他去医院就医：

发热

- 孩子发热高于 39℃。
- 孩子发热嗜睡，伴有暗红色皮疹、脓包或其他明显的疾病体征。
- 孩子发热并伴有抽搐或者孩子有惊厥病史，此次体温又上升时。
- 孩子发热并伴有颈部强直、头痛。
- 孩子体温低于 35℃，同时皮肤凉、嗜睡、精神萎靡。
- 孩子发热中体温骤降后又突然上升。
- 孩子发热高于 38℃持续 3 天以上。

达人妈妈实战攻略

有的妈妈发现孩子出现高热就担心会烧坏脑子或引起肺炎，于是赶紧带孩子去医院。其实发热本身如果没有引起高热惊厥，就不会对人体任何部位造成损伤。但是，引起发热的原因则可能造成肺炎、大脑炎或者身体其他部位损伤。当高热达到一定程度，一般超过 39℃，就有可能导致大脑紊乱，出现高热惊厥，这就可能引起孩子大脑损伤了。所以，只要避免出现高热惊厥，发热是不会对孩子造成伤害的。

呕吐

· 孩子呕吐 6 小时以上。

· 孩子持续剧烈呕吐。

· 孩子呕吐伴有眩晕、恶心以及头痛症状。

· 孩子恶心、呕吐并伴有右腹疼痛。

腹泻

· 孩子腹泻 6 小时以上。

· 孩子腹泻伴有腹部疼痛、发热或任何其他疾病体征。

食欲不振

· 孩子突然拒食或者小于 6 个月的孩子体重不增，生长速度减慢。

· 孩子平时食欲旺盛却突然拒食并且精神不好。

疼痛与不适

· 孩子头痛、恶心并伴有眩晕。

· 孩子自诉看不清东西，并且近期他的头部有过外伤史。

· 孩子每隔一段时间就感到腹部绞痛。

· 孩子右侧腹部疼痛并伴有恶心、呕吐。

呼吸困难

· 孩子用力呼吸，在每次吸气时，肋骨之间都会明显地见到凹陷。

需要立即就近急诊的情况

如果发生以下情况时，一定要叫救护车或用汽车将孩子送到最近的医院急诊：

· 孩子呼吸暂停。

· 孩子呼吸困难并伴有口唇青紫。
· 孩子丧失意识。
· 孩子创伤严重，伤口很深并大量出血。
· 孩子受到严重的烧伤或烫伤。
· 怀疑孩子发生了骨折。
· 化学物质进入孩子眼中。
· 孩子眼睛或耳道受伤。
· 孩子被动物或毒蛇咬伤。
· 孩子误服有毒物质。

向医生陈述什么

在医院与医生沟通时，医生首先要向你了解一些孩子发病的情况，这样不仅有助于医生的诊断，而且有助于医生判断疾病或创伤的严重程度。医生掌握的信息越多越好。如果你担心会漏掉什么问题，可以事先在纸上记下你认为有价值的任何情况。医生很可能需要了解以下情况：

· 孩子的年龄。
· 孩子的体重。
· 孩子是否发热；如果是，多少度；发热持续多久了；期间是否有体温波动；如果是，波动情况是怎样的。

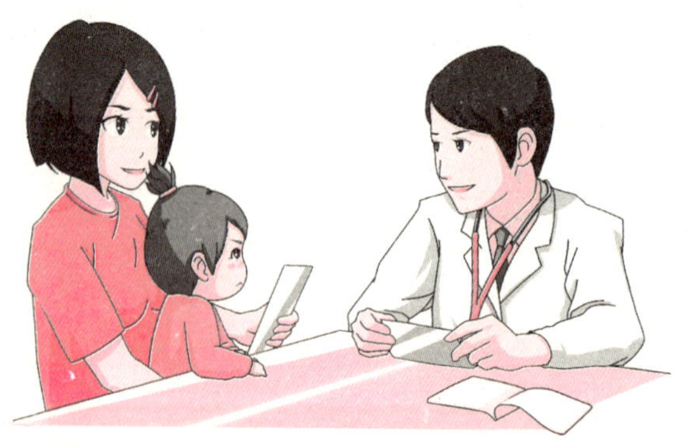

· 孩子是突然发热吗？

· 孩子是否有过惊厥？如果是，抽搐持续了多久？

· 孩子有无呕吐？

· 孩子腹泻吗？

· 孩子有没有说哪个部位疼痛？

· 孩子有没有说他头晕或者看不清东西（尤其是近期头部有过外伤史的孩子）？

· 孩子是否曾丧失意识？

· 孩子是否按时吃了饭？最近 3 小时内他是否吃过任何东西？

应该向医生询问的事项

在医院，医生会给孩子做相应的检查，根据检查结果诊断孩子的病情并提出治疗方案。在这期间，你有什么不明白的或者想知道的问题都可以问医生，直到得到合理的解答为止。这样有助于你护理孩子。下面的问题是一般情况下你需要向医生询问的：

· 详细了解孩子的病情。知道可能有的并发症及需要注意的危险情况。

· 对医生给孩子开的药要了解其详细信息：如饭前还是饭后服用，它的不良反应是什么，在服药期间有什么注意事项等。

· 如果孩子反复出现某种情况，例如，嗓子疼或者长疖子，该怎么处理。

· 向医生请教家庭护理的要点。

· 如果孩子有慢性病，要向医生询问你在家里该做些什么来改善病情。

· 如果孩子患了传染病，要向医生询问孩子疾病的传染期和隔离期，以及注射疫苗的免疫期（以保护已经与孩子接触了的亲友）。

妈妈要学会护理孩子

对生病孩子的护理并不需要多么高深的理论和任何特殊的技巧，只要你满满的爱就足够了。只要父母用心护理孩子，基本不会发生什么意外。即使孩子的病情发生变化，一直在身边照顾他的你也一定会有所察觉。如果你实在焦虑不安，就带着孩子去看医生吧。如果医生给他开了药，你应该确保孩子遵医嘱按时服用每一种药，并努力掌握护理的每一个要点。生病的孩子往往悲观、胆怯，这就需要你以乐观开朗的姿态陪在他身边，安慰他、照顾他。

孩子想吃什么就尽量满足他

大多数发热的孩子都没什么胃口，不想吃东西，所以这时候你也不要强迫他吃那些他不想吃的东西。只要他有足够的水分摄入，即使吃得很少，一两天之内绝对不会有问题的。等孩子恢复健康时，他的食欲自然会好起来。一旦他有胃口了，只要是孩子喜欢吃的东西，就让他吃好了，这样有助于热量的摄入。但是需要注意的是，给生病孩子的饮食应该尽量做得清淡一些。

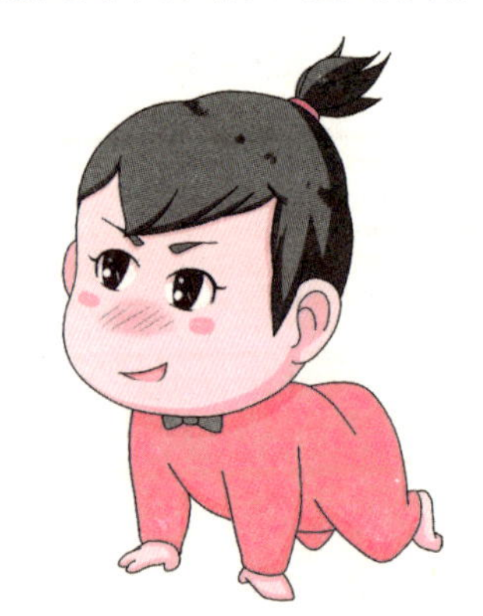

给孩子补充足够的水

在孩子生病时并且没有食欲的情况下，让其尽可能地多饮水是十分必要的。正在发热的孩子每天每千克体重至少应该摄入 100 ～ 150

毫升水。如果伴有呕吐或腹泻时，饮水量应该增至每天每千克体重200毫升。让孩子尽可能多次喝水，既有利于退热也有利于排毒，如果是大一点的孩子，可以在他的床头放一杯水，并不时提醒他喝一些。

宠爱生病的孩子不是错

当孩子生病时，你可以允许他在床上玩那些平时不让他在床上玩的玩具，为了防止床单被弄脏，你可以在床上铺一张足够大的塑料布。

在这个时期你应该让自己精神放松一些，并降低对整洁的要求。不要因为孩子把家里弄得乱糟糟而责怪他。坐下来与他共度一段时光，给他讲讲故事，与他一起做游戏吧。

孩子生病时，你也可以适当延长他看电视的时间，也可以给他买一些玩具，每过一段时间就拿给他一个，这些都能转移他的注意力，让他不再感觉那么难受。如果孩子的病不严重，也没有传染性，可以邀请他的小朋友们来家里和他一起玩一会儿。

如果孩子不愿意总是躺在床上，可以在天气好的时候带他出去走一走，即使此时还有点发热也没关系。但是，注意不要让他活动太久，以免他会感到疲乏。

孩子发热妈妈怎么做

如果孩子发热，需要对他进行特别的护理。

减少衣服和被子

孩子发热时，室温最好控制在25℃左右，尽量让孩子穿宽松的衣服，如果孩子是卧床休息，只要给他盖个薄被子就可以了。捂得太多反而不容易散热，可能使体温升得更高。如果孩子出汗了，要记得随时给他更换干爽的衣服。如果孩子在发热过程中感觉寒冷，可以暂时给他增加厚一点的衣服，等寒冷的感觉过去后再把增加的衣服脱下去。

补充足够水分

补充水分的重要性自然不需再提。要给孩子尽可能多喝水，这样可以缓解发热的症状。如果孩子没胃口，可以适当用果汁、电解质饮料等代替。

温水洗澡或擦浴

如果孩子出现高热，可以用32℃~ 34℃的温水给他洗澡或者擦浴，这样能够帮助孩子降温。你应该注意的是：擦洗至腋窝、腹股沟等血管丰富的地方应该多停留一会，这样可以帮助散热；四肢和后背擦洗3 ~ 5分钟比较适宜。

酒精擦浴

用酒精给孩子擦浴要注意酒精的浓度不宜太高，一般浓度以30% ~ 50%为宜。而且酒精温度不宜太低，一般以32℃ ~ 35℃为宜，如果买的酒精浓度比较高，可以用温水和酒精按比例勾兑。擦浴时，应用纱布或毛巾浸蘸酒精有规律地擦拭，一般是从上至下的顺序，每个部位3分钟左右。擦至腋下、肘部、掌心、腹股沟、足心等部位时应多停留一会儿，这样有助于散热。

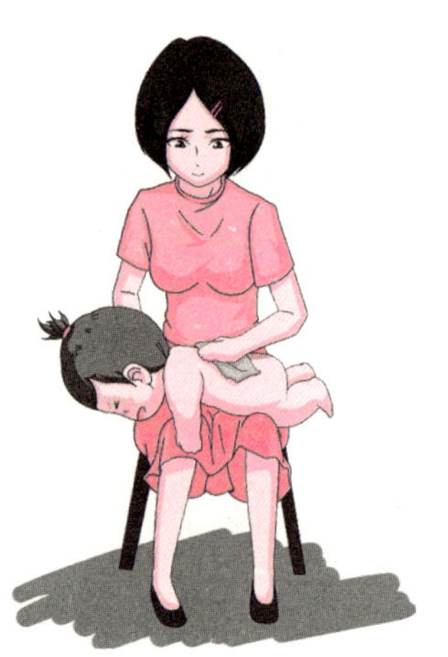

达人妈妈实战攻略

婴儿和体质虚弱的孩子不适合酒精擦浴降温。孩子的胸部、腹部以及后颈部对刺激非常敏感，酒精擦浴或者温水擦浴可能引起反射性心率减慢或腹泻等不良反应，这几个部位不适宜用温水或酒精擦浴。

头部冷敷

把干净毛巾用凉水浸湿后敷在孩子前额，每5 ~ 10分钟更换一次。

药店也能够买到物理退热贴，每个能用8小时左右，但不能反复使用。

也可以将热水袋灌上凉水枕在孩子脑下，或者把几个矿泉水瓶放到冰箱冷冻室冰镇一会，然后用薄毛巾裹上，夹在孩子的腋下或放在腹股沟、肘窝以及膝盖关节后面等有血管经过的地方，这样也有助于退热。

使用退热药

如果孩子高热达到38.5℃以上，应按照医嘱或者药品说明书的要求给孩子使用退热药。

护理建议

在护理孩子的过程中，有很多细节是需要注意的。

· 要给孩子使用全棉的被褥。对于一个发热的孩子来说，棉制品往往更加舒适。

· 要给孩子勤换床单、被罩，尤其是孩子发热时。干净整洁的被褥会让他感觉更加舒适。

· 如果孩子不喜欢整天躺在床上，就给他准备一件外套以及拖鞋和袜子，让他下地活动活动筋骨。因为长时间躺在床上只会让孩子感觉四肢乏力和晕眩。

· 在孩子床头放一包湿纸巾，以便孩子随时可以擦手和简单消毒用。

· 如果孩子感到恶心，就在他的床头放一个小垃圾桶和一条干净的毛巾，这样他恶心加重时就不需要往卫生间跑了。

· 如果孩子会呕吐，在他感到恶心时你要轻抚他的头来安慰他，在他呕吐之后最好给他一点清水漱漱口，再给他一点糖果以除去口中的异味。

· 有关证据表明，在患传染病时，如果持续与外界密切接触，病情的严重程度会增加，也可能传染给别人。因此，如果孩子患了传染病，将他与其他的孩子隔离是明智之举。

饮食建议

孩子生病期间的喂养很重要，这关系到孩子能否早日恢复健康，因此，有一些细节问题需要注意。

· 孩子生病期间要给他提供更丰富的食物，以唤起他的食欲。

· 不要因为孩子不吃东西而斥责他，一旦感觉好了，他的胃口自然也会好起来的。

· 给孩子提供他爱吃的食品，但是要注意尽量选择清淡、不油腻的食物。

· 如果孩子咳嗽、咽喉肿痛，则注意尽量不要给他太凉的食品，酸奶、乳酸菌饮料和西瓜等也要忌口，否则症状会更加严重。

· 如果孩子感到轻微的恶心，可以试着给他一些甜食或者土豆泥。

· 一旦孩子食欲好转就要抓住机会让他多吃一些食物。

· 孩子生病时可以给他使用大人使用的杯子装饮料，而且造型越奇特、越精致越好。这样做既让孩子感到新奇有趣，又让他忽略饮料的量增加的事实。

· 在孩子没有食欲时，给他喝新鲜的果汁，可以用微甜的矿泉水稀释一下，这样看上去更诱人。

· 给孩子的饮料种类要尽可能多样化。

· 如果平时孩子用吸管或奶瓶喝水的话，这时可以考虑用小勺少量多次地喂水。使用一个长柄、好看的小勺喂孩子喝水，他会感觉在跟你做游戏。

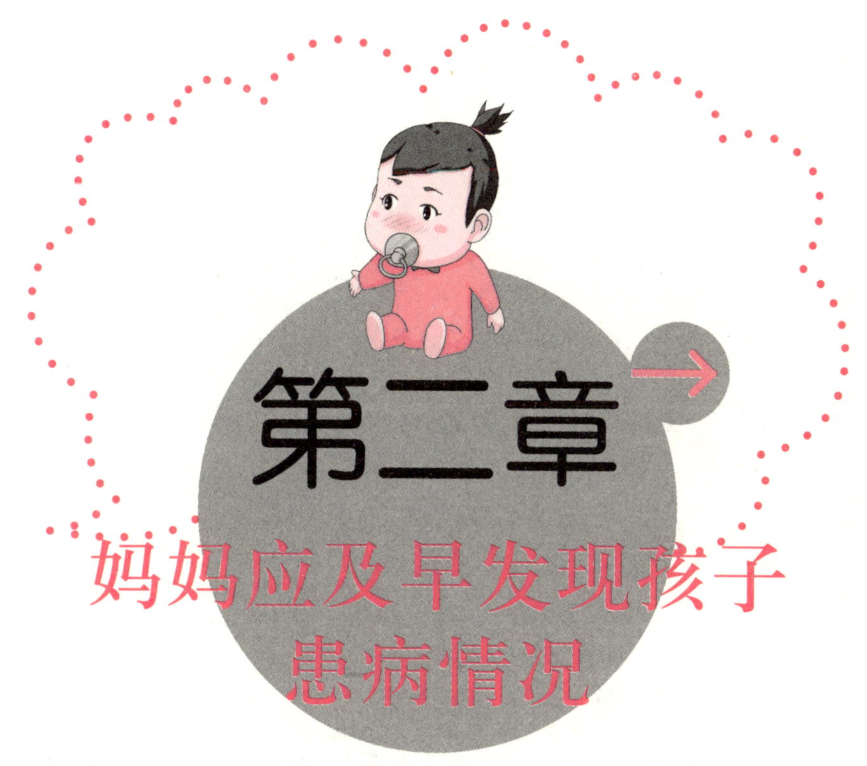

第二章

妈妈应及早发现孩子患病情况

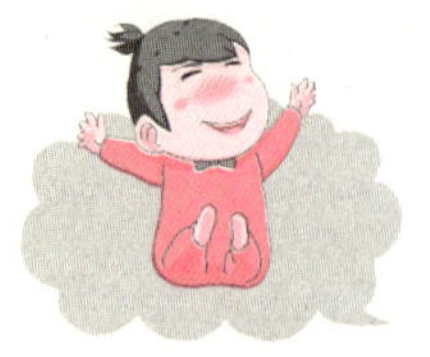

发热

发热只是疾病引起的症状，妈妈需要做的是找出引起孩子发热的原因并积极治疗原发病。

伴有疹子

症状	表现	可能患有
持续发热 3 ～ 4 天	退热后有出疹现象	可能患有：幼儿急疹
咳嗽、流涕等类似感冒症状	发热 3 ～ 5 天后，全身出现红色疹子	可能患有：麻疹
感冒症状明显，如头痛、咽痛、咳嗽、流涕、呕吐或结膜炎等	发热 1 ～ 2 天后出现皮疹，手心、脚心大都无皮疹，有轻微瘙痒，常有耳后、枕部淋巴肿大	可能患有：风疹
开始有低热、头疼、全身乏力等症状	发病当天或第 2 天开始出红色伴有瘙痒的疹子，逐渐形成水疱并全身扩散	可能患有：水痘
有低热、流口水、食欲下降等表现	手掌、足底、口腔内起水疱	可能患有：手足口病
持续高热超过 5 天，出现各种形状的斑疹	结膜炎，嘴唇、白眼球、手、足部呈红色，颈部淋巴结肿大	可能患有：川崎病

伴有恶心

症状	表现	可能患有
剧烈呕吐、腹痛、腹泻	严重的会有脱水和血压下降现象	可能患有：食物中毒
突然发热，可伴有呕吐、腹泻等消化道症状，精神萎靡嗜睡、烦躁，甚至惊厥	尿频、尿急、尿痛	可能患有：泌尿系感染
高热、头痛、呕吐、嗜睡或精神萎靡	严重时意识不清	可能患有：脑炎
呕吐、痉挛、意识不清	前囟门肿大	可能患有：脑膜炎

伴有咳嗽

症状	伴随症状	可能疾病
频繁且较深的干咳，以后咯出白痰或黄痰	呕吐、食欲下降，喉间痰鸣	可能患有：急性支气管炎
犬吠样咳嗽，声音嘶哑和吸气性呼吸困难	烦躁不安，出汗，口周发青	可能患有：急性喉炎
持续高热 (39℃ ~ 40℃)，阵咳明显、咯痰、喘息、肠痛	有呕吐、腹泻或腹胀等	可能患有：支气管肺炎
咳嗽较重，呈阵发性，初期干咳，后期分泌物增多，甚至可能带血丝，高热	厌食、头痛、胸痛，偶见恶心、呕吐和皮疹，皮疹呈丘疹或荨麻疹	可能患有：支原体肺炎
阵发性、痉挛性咳嗽	低热或高热，伴盗汗、乏力、消瘦、	可能患有：肺结核
阵发性痉挛性咳嗽，终末有鸡啼样吸气声	似感冒表现，如低热、流涕等症状	可能患有：百日咳

咽喉发红

症状	伴随症状	可能疾病
精神弱、阵咳、头痛、呕吐、咽痛、畏寒、食欲下降	腹痛、四肢酸痛、乏力	可能患有：上呼吸道感染
口腔里、软腭上和扁桃腺、悬雍垂上出现小疱疹	咽痛	可能患有：疱疹性咽峡炎
咽痛、无法进食	扁桃体呈红色或深红色	可能患有：扁桃体炎

伴有耳痛

症状	伴随症状	可能疾病
孩子耳痛，常用手抓耳朵，恶心、呕吐	可能部分听力丧失或耳朵感到肿胀或有分泌物流出	可能患有：中耳炎
耳朵下方肿胀，局部皮肤发亮但不发红，触摸时感觉坚韧有弹性，表面发热，有轻微触痛感	说话、咀嚼 (尤其进酸性饮食) 时会刺激唾液分泌，导致疼痛加剧	可能患有：流行性腮腺炎

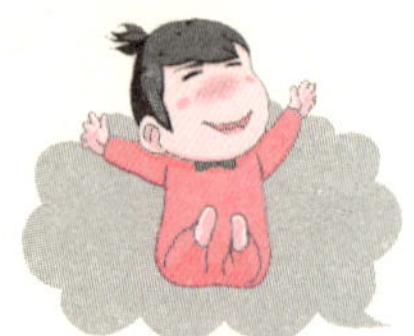

咳嗽（不发热）

孩子咳嗽，一定要鉴别是何种原因引起的，然后对症处理。

突然出现剧烈咳嗽

面色发紫、呼吸困难 — 发现有异物吸入 — 可能患有：支气管异物等

初起时为轻微干咳

很快出现喘息、烦躁不安、鼻翼扇动、口唇指趾青紫、出汗等症状 — 呼气性呼吸困难 — 可能患有：支气管哮喘或喘息性支气管炎

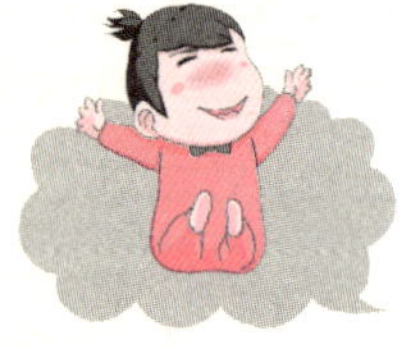

呕吐

频繁而剧烈的呕吐可引起脱水、电解质紊乱等并发症，应及时查找病因，对症治疗。

第一次进食时呕吐

妈妈在孕期发生羊水过多现象 — 孩子出生后口腔及咽部有大量黏稠泡沫 — 可能患有：先天性食道闭锁

出生后第一次排出胎便时间超过 24 小时 — 腹胀、排便困难，典型肠梗阻表现 — 可能患有：先天性巨结肠或先天性肠闭锁

出生后1周内频繁呕吐

多发生在进食后不久 — 孩子出现消瘦、营养不良状况 — 可能患有：胃食管返流

出生后2～3周内呕吐

开始是溢奶，以后逐渐加重，为喷射性呕吐，大多数吃奶不到半小时即有呕吐，吐物为带凝块的奶汁 — 呕吐后仍有很强的食欲，右上腹部可摸到肿物 — 可能患有：先天性肥厚性幽门狭窄

出生3～6个月时呕吐

孩子智能发育落后，出现突然抽搐、毛发和皮肤色泽变淡 — 尿液和汗液中有老鼠屎味 — 可能患有：苯丙酮尿症

伴有黄疸

可伴有乏力、食欲减退、厌油腻、恶心、呕吐、腹胀、右上腹不适等症状 — 有肝脏肿大表现，肝功能异常 — 可能患有：病毒性肝炎

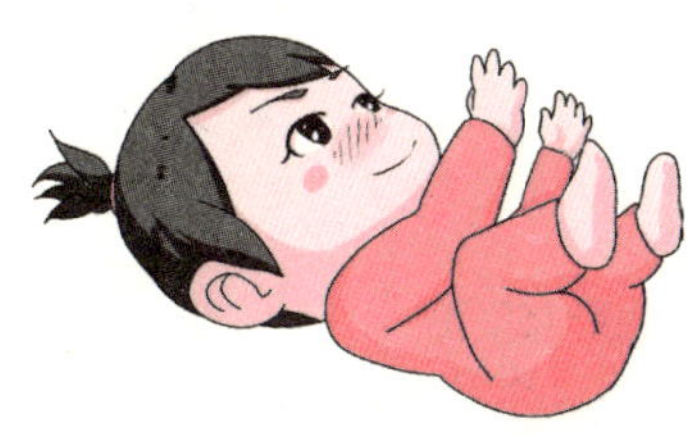

伴有发热

肚脐周围疼痛	后转至右下腹疼痛	可能患有：急性阑尾炎
头痛、痉挛、意识不清	前囟门肿大	可能患有：脑炎或脑膜炎
呕吐后出现严重腹泻，伴有恶心、食少、烦躁、尿少等症状	大便性状改变，呈稀便、水样便、黏脓便或脓血便	腹泻（细菌性或病毒性）
剧烈呕吐、腹痛、腹泻	严重的会有脱水和血压下降现象	可能患有：食物中毒

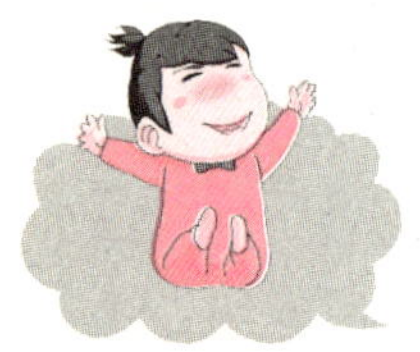

腹痛

急性腹痛具有变化多、发展快的特点，一旦延误诊断后果严重；慢性腹痛可由多种原因引起，有时诊断颇为困难。

急性腹痛

伴有腹泻	伴有呕吐	可能患有：急性肠胃炎或食物中毒
伴有腹泻	伴有发热	可能患有：急性胰腺炎
剧烈疼痛，伴有腹泻	伴有血便	可能患有：肠套叠、急性坏死性肠炎、细菌性痢疾
伴有腹泻	疼痛由肚脐周围转至右下腹部	可能患有：急性阑尾炎

慢性腹痛

伴有低热、腹泻	时间长，伴有营养不良状况	可能患有：溃疡性结肠炎
饥饿时觉得胃部疼痛明显	有时有烧灼感	可能患有：慢性胃炎或胃及十二指肠溃疡
发热、头晕、乏力、恶心、食欲减退、腹泻或便秘、咳嗽、面色及指甲苍白、好食易饿、肛门奇痒等	睡觉不安稳、磨牙，甚至会出现异食癖、惊厥，病情严重的可能引起营养不良、反应迟钝、发育障碍	可能患有：线虫病（蛔虫、蛲虫、钩虫等）

腹胀明显

阵发性腹绞痛，每次持续数分钟，间歇性发作	伴有呕吐、停止排便或打嗝等症状	可能患有：肠梗阻

腹痛明显

肚脐鼓出	哭得越厉害，肚脐越鼓，多见于女孩子	可能患有：脐疝

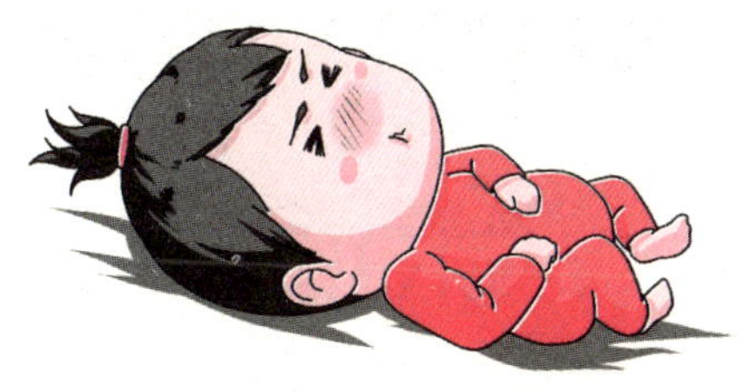

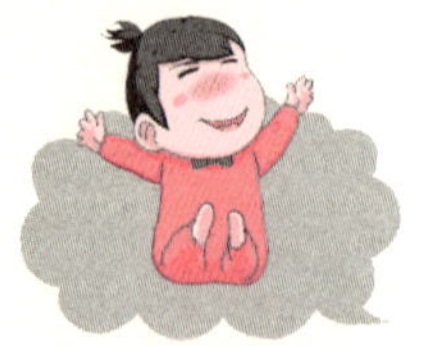

腹泻

腹泻不是一种独立的疾病，而是很多疾病的一个共同表现，必须区分病因，对症治疗。

伴有发热

咳嗽、流鼻涕、咽痛、四肢酸痛等症状 — 可能患有：感冒

高热、四肢酸痛、情绪低落 — 可能患有：流行性感冒

剧烈呕吐、腹痛，严重的会有脱水和血压下降现象 — 可能患有：食物中毒

严重腹泻，粪便呈淘米水样，颜色偏白，伴有恶心、呕吐 — 可能患有：秋季腹泻

肚脐周围反复绞痛或隐痛

睡眠不好，出现夜惊、磨牙等症状 — 可能患有：肠道蛔虫性腹泻

吃母乳或牛奶等奶制品或含有高脂肪的食物后腹泻

可能患有：乳糖不耐受症或脂肪泻

服用或注射抗生素后腹泻

可能患有：肠道菌群紊乱

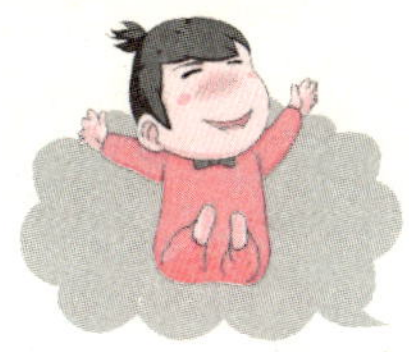

便秘

如果孩子出现便秘的“报警”征象，包括便血、贫血、消瘦、发热、黑便、腹痛等，应马上就诊。

症状	表现	结论
孩子患有脑性瘫痪、21-三体综合征、大脑发育不全、小脑畸形和腰椎部脊髓病变等疾病	孩子还有一些中枢及周围神经病变引起的症状，如智力低下、神经系统感觉异常等	可能患有：中枢及周围神经病变引起的便秘
受到突然的精神刺激或环境和生理习惯的突然改变可引起短时间的便秘	婴幼儿时期，排便和大便性状皆无异常	可能患有：精神性便秘
服用镇痛药物、抗癫痫药物、钙剂、蒙脱石散等	停药后便秘症状消失	可能患有：药物性便秘
大便少，便秘	各种原因使孩子食入量不足，如先天性肥厚性幽门狭窄、胃食管反流等；由于呕吐，实际胃肠内容物少	可能患有：饮食不足引起的便秘
爱吃高蛋白、高脂肪的食物	平时不喜欢吃含纤维素的食物，多吃水果、蔬菜即能缓解	可能患有：饮食不当引起的便秘
肛门两边有硬结、压痛、红肿	排便时哭闹，可能伴有发热、拒食、呕吐等现象	可能患有：肛门周围红肿
胎便排出延迟，顽固性便秘症状，呕吐、腹胀、不排便	排便时异常痛苦、困难，常在腹部触及粪块	可能患有：肛门或直肠畸形或病变
大便干硬，表面有血丝或鲜血	排便时或排便后哭闹不安，肛门有裂隙	可能患有：肛裂
食欲不振，生长发育不良	去医院内分泌科检查，结果有异常	可能患有：甲状腺功能减退引起的便秘

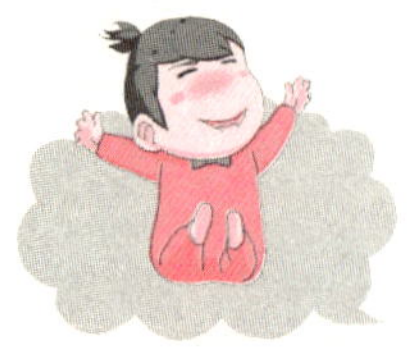

皮肤异常

引起皮肤异常的原因很多，有些可能引起严重并发症，有些会传染，因此应及时确诊，以免耽误治疗。

出疹

伴有发热

- 开始有低热、头疼、全身乏力等症状，发病当天或第二天开始出红色伴有瘙痒的疹子，逐渐形成水疱并全身扩散 —— 可能患有：水痘
- 有低热、流口水、食欲下降等表现，手掌、足底、口腔内起水疱 —— 可能患有：手足口病
- 感冒症状明显，如头痛、咽痛、咳嗽、流涕、呕吐或结膜炎等，全身出现红色疹子 —— 可能患有：风疹或麻疹
- 发热、咽痛和猩红色皮疹、杨梅舌 —— 可能患有：猩红热

发热后出疹

- 突然发热 3 ~ 4 天，一般为高热，热退后全身出现皮疹，并很快消退，孩子食欲和精神状态好 —— 可能患有：幼儿急疹（婴儿玫瑰疹）
- 持续高热超过 5 天，退热后出现各种形状的斑疹，同时伴有结膜炎，嘴唇、白眼球、手、足部呈红色，颈部淋巴结肿大 —— 可能患有：川崎病
- 伴有干咳、少痰、厌食、头痛、胸骨下疼痛、呼吸困难等症状，退热后出现大小不一的疹子 —— 可能患有：支原体肺炎

皮疹多见于头面部，以后逐渐蔓延到颈、肩、背、臀和四肢，甚至可以波及全身

- 初起时为散发或群集的小红色丘疹或红斑，看上去像一堆堆小红疙瘩，继之破溃、糜烂、渗液和继发感染，最后结痂脱屑，反复发生，经久不愈，并有严重瘙痒 —— 可能患有：湿疹

多见于孩子暴露部位，夏秋季节多见	散在性脓疱，其周围红晕明显，有蜜黄色结痂	可能患有：单纯疱疹
圆形或半球形，有蜡样光泽，中心脐凹状，并含有干酪样栓塞物，丘疹呈肉色或粉红色	见于面部、躯干及四肢	可能患有：传染性软疣
出疹后瘙痒难忍	曾经接触一些物品或食用了海鲜和药物后出疹	可能患有：过敏性皮炎
夏天常见	好发于腋窝、胸、背、颈、头面及臀部等易出汗处，天气凉爽时皮疹可自行消退	可能患有：痱子
常见于孩子被尿布覆盖的皮肤上	瘙痒明显	可能患有：尿布疹

发黄

新生儿皮肤发黄	出生后 2 ~ 3 天皮肤发黄，一般情况较好	可能患有：生理性黄疸
新生儿皮肤发黄	出生后 24 小时内皮肤变黄，速度很快，持续时间长	可能患有：病理性黄疸

伴有瘙痒	大便发白	可能患有：阻塞性黄疸
伴有发热、腰痛	小便为酱油色	可能患有：溶血性贫血
伴有乏力、食欲减退、厌油腻、恶心、呕吐、腹胀、右上腹不适等症状	有肝脏肿大表现，肝功能异常	可能患有：病毒性肝炎

发紫

突然发紫	有异物吸入气管，伴有咳嗽，呼吸困难	可能患有：气道阻塞引起的紫绀
突然发紫	吃了过多的盐渍菜或者含硫化物食物等	可能患有：肠源性紫绀
突然发紫	伴有发热、咳嗽、咳痰、呼吸困难等症状	可能患有：肺炎、哮喘、喉炎、气胸、脓胸
反复发作的皮肤发紫	在鼻尖、口唇、指（趾）甲床最明显，胸痛、眩晕、多汗	可能患有：先天性心脏病
皮肤上出现紫色或红色斑点	受到磕碰或强力压迫后出现，碰触无疼痛感	可能患有：血小板减少性紫绀

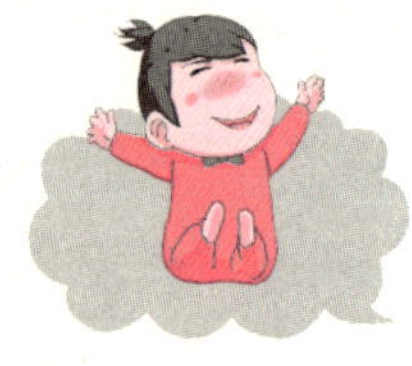

眼部异常

妈妈应经常观察孩子的眼睛，如果发现异常应及时就诊，及时治疗，以免耽误病情。

新生儿眼睛大量流泪，有眼屎	可能患有：先天性鼻泪管闭塞
眼皮上红肿有硬块	可能患有：麦粒肿
眼睛痒、发红、眼屎多，孩子经常眨眼	可能患有：急性结膜炎、角膜炎、倒睫
黑眼球发白、混浊	可能患有：先天性白内障
两眼无光、爱流泪、看不清东西	可能患有：先天性青光眼
喜欢靠近看东西，看不清远处事物	可能患有：近视或弱视
分辨不清某些东西的颜色	可能患有：色盲或色弱
黑眼球向内倾斜	可能患有：斜视
眼皮渐渐下垂、无力、疲劳，晚上较为严重	可能患有：重症肌无力

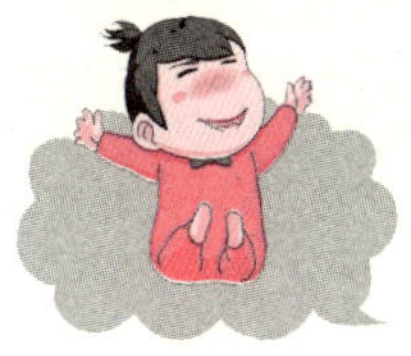

鼻部异常

五官相通，孩子鼻子不适，应及时就诊，查找原因，对症治疗，否则会引起其他部位病变。

症状	可能患有
感冒时伴有发热、咳嗽、流鼻涕	可能患有：感冒引起的急性鼻炎
未感冒，却经常流鼻涕	可能患有：慢性鼻炎或过敏性鼻炎
退热后原来流清鼻涕变成黄色黏稠状鼻涕	可能患有：急性副鼻窦炎
鼻塞但鼻涕不多	可能患有：腺样体肥大或扁桃体肥大
经常流鼻血或者鼻涕中带血，面色不好	可能患有：血液病或鼻内长肿瘤、息肉

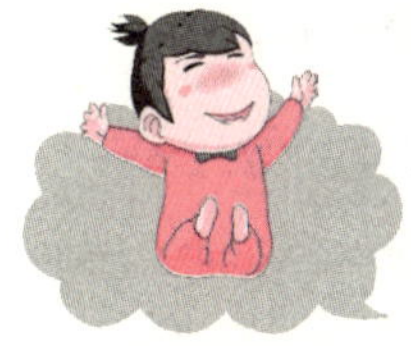

耳部异常

妈妈应重视孩子耳部异常，若发现问题应及时就诊，否则可能造成孩子听力受损。

症状	可能患有
对声音没反应，语言能力发育迟缓	可能患有：先天性听力障碍
耳痛，耳朵里有分泌物流出，伴有部分听力下降	可能患有：中耳炎
听力正常，外耳道刺痒，耳朵有堵塞感，有时会疼痛	可能患有：外耳道炎
耳朵下方肿胀，局部皮肤发亮但不发红，触摸时感觉坚韧有弹性，表面发热，有轻微触痛感	可能患有：流行性腮腺炎

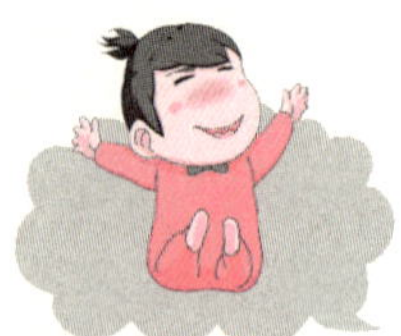

生殖系统异常

生殖系统异常应根据情况及时治疗，否则有些疾病可能对孩子的生育能力和心理造成影响。

男孩

包皮口狭小，不能上翻露出阴茎头	可能患有：包茎
阴茎的皮肤发红、肿胀，龟头有灼热和瘙痒感，有脓状分泌物留出	可能患有：龟头包皮炎
尿道口不在龟头前端，如异位于阴茎腹侧、阴囊或会阴部，多并发阴茎下弯	可能患有：尿道下裂
触摸阴囊时不能摸到睾丸	可能患有：隐睾、睾丸缺如或回缩性睾丸
阴囊肿胀，碰触有水肿的感觉	可能患有：阴囊水肿、腹股沟疝、鞘膜积液、精索静脉曲张
阴茎过小或阴茎难以辨认	可能患有：先天性染色体异常或激素分泌异常

女孩

外阴瘙痒、发红，甚至有异常分泌物	可能患有：外阴炎或阴道炎
阴道有白色豆腐渣样分泌物	可能患有：霉菌性阴道炎
出生 1 周内阴道出血	受妈妈体内激素影响，一般 1 周后消失
大腿根部能触摸到柔软的鼓起	可能患有：腹股沟疝
10 岁以内阴道出血	可能患有：性早熟
外生殖器长得与男孩子相近	可能患有：先天性染色体异常或激素分泌异常

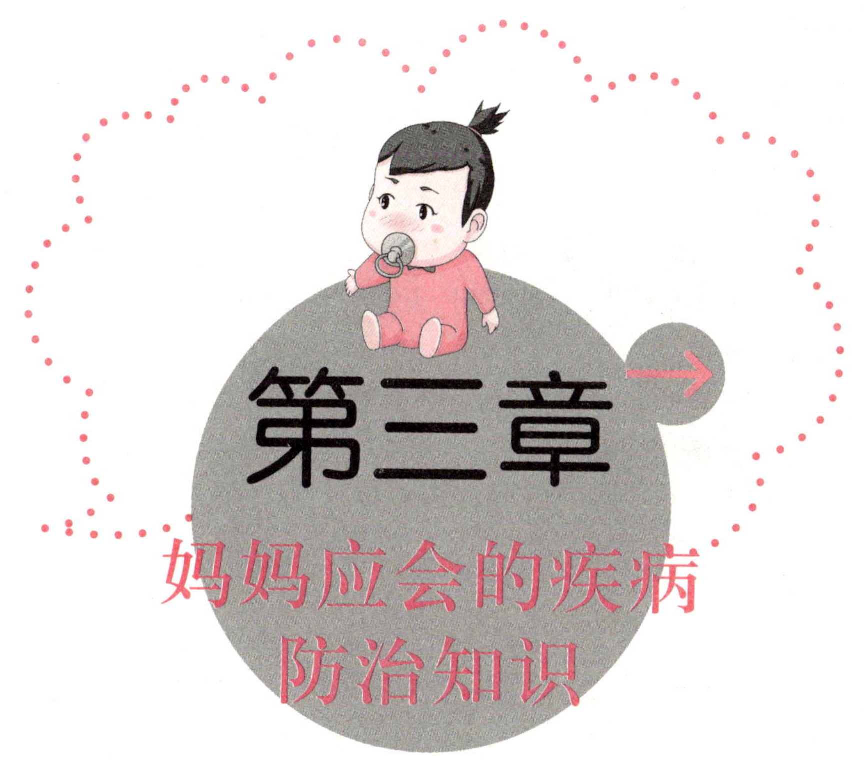

第三章

妈妈应会的疾病防治知识

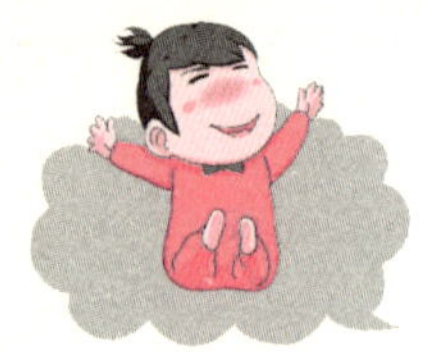

新生儿疾病

新生儿疾病有些是可以通过预防避免或减轻的，有些是需要马上就医不能耽误的。

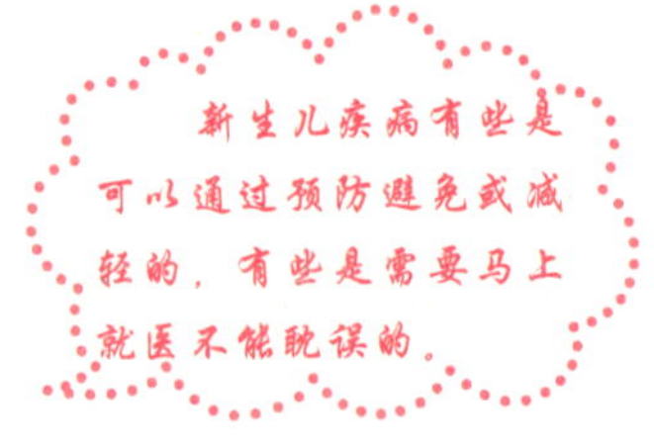

新生儿脐炎

病因

新生儿脐炎是一种急性蜂窝组织炎症。正常情况下，孩子出生后，接生人员经消毒断脐后，处理好断头处，再用消毒纱布包扎，脐带残端无血流通过，开始闭合变硬，3 ~ 7 天后干瘪、脱落。若脐带残端消毒不严格，则可引起细菌感染，常见的细菌有金黄色葡萄球菌、大肠杆菌或溶血性链球菌。

若病程较长且感染较重，可形成脐部脓肿，细菌则可通过脐血管播散入血，繁殖并释放毒素，造成全身感染。

症状

红肿 表现为脐部周围红肿，分泌物增多，并有臭味，可深及皮下组织形成脓肿。

合并症 随病情进展进一步引起腹膜炎、肝脓肿和脓毒败血症等严重感染性疾病。

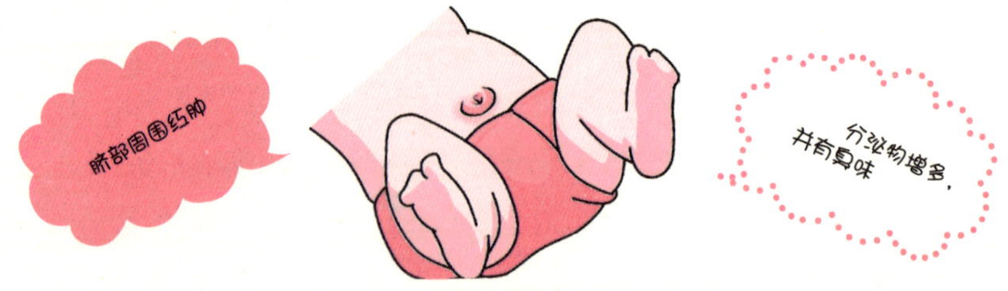

妈妈怎么做

症状轻时，可将脐窝内脓性分泌物擦净，先用 2% 的碘伏局部消毒，再用 75% 的酒精脱碘，然后敷上干净纱布即可。

局部感染严重，伴有发热、拒奶、精神萎靡等感染中毒症状的孩子，应及时就医，用抗生素治疗，有脓肿形成则应切开引流。

应每天多为孩子做脐部护理，清除脓性分泌物，保持脐部清洁干燥，防止大小便污染。

注意预防

在接触新生儿前后要洗手，孩子的衣物要保持柔软、清洁、舒适。

要保持孩子脐部干燥，及时更换尿湿的尿布及尿裤。

脐带脱落前，每天应用 75% 的酒精棉球擦拭脐部。

先天性胆道闭锁

病因

先天性胆道闭锁是引起新生儿或小婴儿黄疸的一种常见外科疾病，多在出生后 1 ~ 2 周发病。

这种病目前还没有查到具体病因，但是有病毒感染、先天发育异常等多种假说。

症状

这种病主要表现为黄疸、肝脾肿大、大便呈白陶土样以及肝功能异常。

黄疸 皮肤最初为浅黄色，随着病情进展，颜色逐渐加深，呈深黄色或黄中泛绿，颜色晦暗，范围波及全身，巩膜（白眼球）也出现黄染，由淡黄色加重至深黄色甚至黄绿色、尿色黄。

白陶土样大便 早期大便为浅黄色或黄白相间，随黄疸加重，颜色逐渐变浅而呈灰白色，最后转为白陶土样大便。

肝脾肿大 腹部膨出隆起，腹壁静脉显现，医生触诊会发现肝脾肿大，肝脏质地坚硬，脾也增大。

肝功能异常 若进行血液检查，则能发现肝功能异常，肝酶和胆红素均升高。

其他症状 干眼症、皮肤瘙痒、出血等。

黄疸
肝功能异常，医生触诊会发现肝脾肿大
白陶土样大便
干眼症、皮肤瘙痒、出血

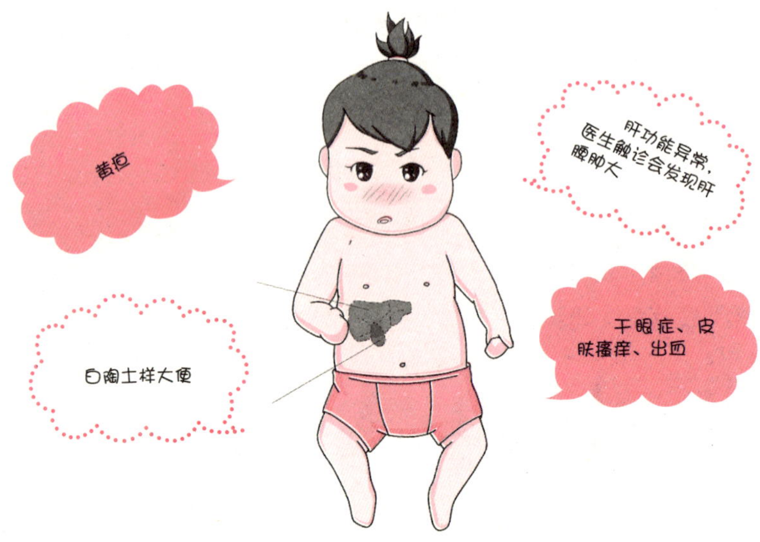

妈妈怎么做

胆道闭锁必须手术，最好在孩子出生后 2 个月内手术，因为 3 个月以后会出现肝硬化，则丧失手术时机。若发现新生儿出现黄疸一定要去医院查明病因，若确诊胆道闭锁，应及早手术。

帮助孩子护理皮肤，保持皮肤清洁卫生，防止皮肤感染。

患此病的孩子眼部易合并干眼症，妈妈应该在医生的指导下给孩子用维生素 A 制剂滴眼。

注意预防

妈妈在怀孕期间要避免各种感染，特别是病毒感染。

先天性巨结肠症

病因

先天性巨结肠症是一种常见的肠道发育畸形，并且有遗传倾向。很遗憾，这种病的病因尚不完全明确。

症状

胎便延迟 新生儿出生后24～48小时没有胎便排出或仅有少量排出，持续2～3天尚未排净。

呕吐和顽固性便秘腹胀 病变肠管越长，出现便秘症状越早、越严重。以后出现呕吐、便秘和腹胀，腹部高度膨胀并可见宽大肠型，通常需要扩肛或灌肠后才能排便，可伴随营养不良和发育迟缓。

并发症 最常见和最严重的并发症是小肠结肠炎，其表现为病情突然恶化，由便秘转为腹泻，排出大量恶臭水样便，伴高度腹胀、发热、酸中毒、电解质紊乱和血压下降，感染中毒症状严重，导致巨结肠危象。

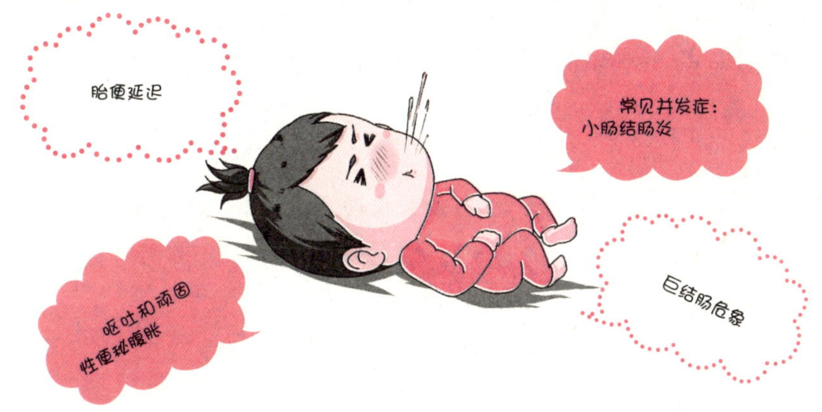

妈妈怎么做

如果发现新生儿胎便延迟应及时联系医护人员，若诊断为先天性巨结肠症，医生会安排孩子进行手术治疗。

手术前1天不能给孩子哺乳，但是可以给他喂水。

注意给孩子保暖，预防感冒。

手术后配合医生安抚孩子情绪。

训练孩子定时排便，定时扩肛，出院1个月后带孩子复查。

注意预防

妈妈在怀孕期间要尽量少去人多、空气流通差的地方，还要避免接触各种病人，以避免病毒感染。

鹅口疮

病因

鹅口疮俗称雪口，多见于新生儿、营养不良的小婴儿或长期使用抗生素的孩子，这是由一种叫白色念珠菌的真菌感染引起的疾病。这种真菌在自然界广泛存在，健康人的体内和体表也有此菌。

新生儿在生产过程中易经产道感染，妈妈乳头不洁、喂奶时消毒不严或用不干净的纱布揩擦口腔时皆可能感染。

营养不良的婴儿免疫力下降，可继发真菌感染。

长期使用抗生素治疗会杀死口腔内的许多有益细菌，使原来占少部分的白色念珠菌迅速繁殖，医学上称之为菌群失调。

症状

在两颊、舌、腭、唇内或齿龈等口腔黏膜上出现白色的点片状絮状物，形似乳酪，稍突起，边缘无充血，不易拭去，剥离后可有出血，可由点片状融合成大片，遍布整个口腔。

患儿常有食欲下降、吞咽困难或呼吸不畅等症状。

妈妈怎么做

在医生指导下，给孩子口腔内涂抹制霉菌素鱼肝油。先用棉棒将瓶内沉积的药物与鱼肝油混匀，再涂抹在患处，每天 3 ~ 4 次。也可用制霉菌素片 50 万单位加蒸馏水 10 毫升，配成制霉菌素溶液涂口腔，每天 3 ~ 4 次。

给孩子加强营养，适量增加维生素 B_{12} 和维生素 C，可喂果汁和水。

注意预防

注意口腔卫生，喂奶前奶瓶要消毒，奶头应洗净，手也要用肥皂涂抹并用清水冲净。孩子的毛巾、手绢要消毒。孩子的衣物等用品要和大人的衣物分开洗涤。

合理使用抗生素，感染不重时，最好不要长期使用抗生素。

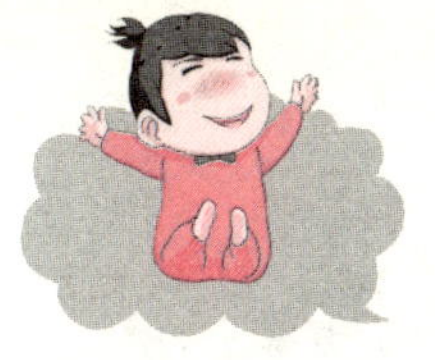

呼吸系统疾病

预防呼吸系统疾病最好的方法就是让孩子远离人多复杂、空气流通不好的环境。

上呼吸道感染

病因

上呼吸道感染是婴幼儿最常见的疾病，俗称感冒或上感，是指上部呼吸道的鼻、咽和喉部以上的急性感染。医院临床诊断的急性鼻咽炎、急性咽炎、急性扁桃体炎均统称为上感。这种病一年四季均可发生，冬春季稍多，以幼儿多见，每年常有数次，以后随年龄增大而发病次数减少。

感冒大部分为病毒感染引起的，少数为细菌或肺炎支原体引起的。

常见病毒有鼻病毒、腺病毒、柯萨奇病毒、呼吸道合胞病毒、流感或副流感病毒等。

细菌有溶血性链球菌、肺炎球菌、葡萄球菌及嗜血流感杆菌等，多继发于病毒感染，但也有病毒细菌混合感染。

肺炎支原体是一种介于病毒和细菌之间的病原微生物。传播方式为飞沫传染。

本病有多种诱因，如营养状况、免疫功能、疾病和环境影响等。有营养不良、先天性心脏病、佝偻病、慢性腹泻、免疫功能低下的孩子均易发病。

当气候突然变化、沙尘天气或大气污染时，感冒的孩子都会明显增多。居住环境拥挤、潮湿闷热、通风不良、被动吸烟等，也容易引起孩子感冒。

自然病程为 3 ~ 7 天。

症状

轻者低热、鼻塞、流涕、打喷嚏、轻咳、轻度呕吐或腹泻等 孩子精神状态良好，咽部稍红，鼻黏膜充血水肿，分泌物增多，颌下或颈部淋巴结轻度肿大。

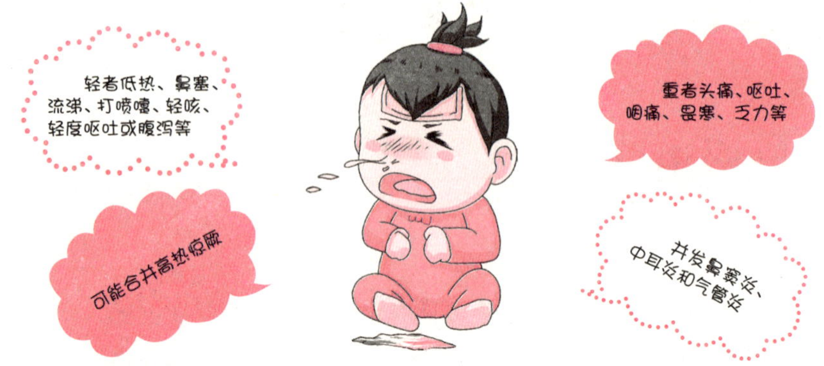

重者头痛、呕吐、咽痛、畏寒、乏力等 重者体温高热，常在39.0℃以上，数次服用退热药效果不好，有的孩子有精神萎靡、阵咳、头痛、呕吐、咽痛、畏寒、乏力、食欲下降等表现，咽部充血明显，扁桃体红肿，可见斑点状白色或脓性分泌物，咽后壁有淋巴滤疱，颌下淋巴结肿大压痛。

高热惊厥 少数孩子在起病1～2天内可合并高热惊厥。

并发症 炎症还可能波及鼻窦、中耳和气管，造成鼻窦炎、中耳炎和气管炎。

达人妈妈实战攻略

有时孩子常会感觉腹痛，脐周部位轻压痛，腹痛多为肠系膜淋巴结炎，若腹痛剧烈无缓解，要及时到外科就诊。

妈妈怎么做

新生儿、哮喘儿、复感儿或患有先心病的孩子，一旦发现有感冒症状，最好尽早就医。

如果孩子在患病期间拒绝进食，发热烦躁，尤其是有高热惊厥病史的，应当立即就医。

如果孩子咳嗽超过3天，症状没有好转，甚至出现呼吸短促、音哑、发热等情况，应当立即就医。

应该随时观察孩子体温，如果孩子发热要注意降温。如果体温超过 38.5℃，可以按药品说明书要求的剂量服用儿童退热药；如果体温不到 38.5℃，则可以采用洗温水澡、温水擦浴、酒精浴、贴退热贴等方法物理退热。

要注意让孩子的身体和房间保持适宜的温度，避免孩子过热或着凉，并让孩子大量喝水，加速新陈代谢。同时，保证孩子的休息和睡眠，这样会帮助孩子尽快恢复。

如果孩子鼻塞，应帮助他抬高上身，以缓解呼吸困难。还可以让孩子侧身躺着，一次用一只鼻孔呼吸。

让房间的空气湿润些，这样能让孩子的鼻黏膜不致过于干燥。可以使用加湿器增加房间的湿度。

饮食方面，如果病情不严重，孩子的饮食可以照常进行。如果觉得孩子吃得太少，可以在两餐之间增加一些健康的小食品和饮料。

要注意的是，除非医生提出要求，不要强迫生病的孩子吃任何他不想吃的东西。但是一定要保证孩子摄入足够的水分。

因为没有治疗感冒的特效药，医生用来治疗感冒的药物主要是用来缓解感冒症状的，并不能缩短病程。所以除非有炎症，一般不需要使用抗生素，特别是早期病毒感染，抗生素不但无效，滥用抗生素还会引起菌群失调，导致病菌繁殖，加重病情。所以，未经医嘱，不要给孩子吃任何一种处方药。

注意预防

平时注意让孩子锻炼身体，增加户外活动，增强抵抗力。

注意天气变化，及时给孩子增减衣服，沙尘天气不要外出。

居室要经常通风换气，保持适宜的温度和湿度。

妈妈或者家里其他成员如果患了感冒要注意与孩子保持距离，不要和他亲密接触。如果不得不与孩子近距离接触，最好戴上口罩，以免感冒病毒在打喷嚏或者咳嗽时通过飞沫传染给孩子。

在感冒流行季节，少带孩子去公共场所。

避免让孩子与感冒的小朋友一起玩耍，防止交叉感染。

急性喉炎

病因

小儿急性喉炎是喉黏膜的急性炎症，好发于 1 ～ 3 岁的婴幼儿，冬春季节发病较多。急性喉炎的病因有感染和自身因素两个方面：

感染因素：大多由上感加重而来，临床以病毒、细菌混合感染较多见。

自身因素：婴幼儿喉腔狭小，软骨软弱，黏膜下组织松弛，黏膜内血管及淋巴管丰富，发炎后易引起喉头水肿。婴幼儿咳嗽反射弱，夜间入睡后喉部肌肉松弛，分泌物容易停留在喉部，刺激喉部发生喉鸣。

急性喉炎必须尽早诊断和治疗。若发现孩子活动后出现吸气性呼吸困难、气促或口唇发青时，说明已有了明显的喉梗阻，应及时诊治，这样可避免气管切开带来的痛苦。

症状

犬吠样咳嗽 发病急，常在夜间突然发病，主要表现为孩子犬吠样咳嗽、声音嘶哑和吸气性呼吸困难。咳嗽特点是“空、空”的声音，像狗叫一样，称为犬吠样咳嗽，常有发热、烦躁不安、出汗、口周发青和呼吸困难等表现。

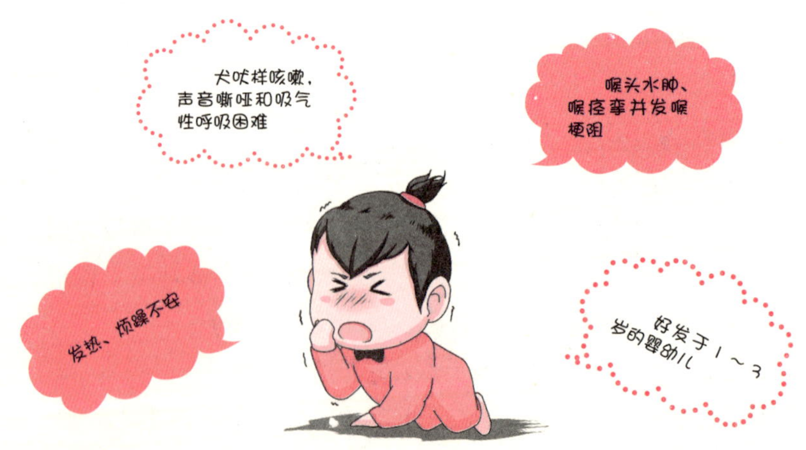

喉梗阻、三凹征 炎症可引起喉头水肿，受刺激后还可出现喉痉挛并发喉梗阻，如不及时救治，可引起死亡。喉梗阻也称喉源性呼吸困难，吸气时有喉鸣音，甚至出现三凹征，即吸气时锁骨上窝、胸骨上窝、肋间隙三个部位凹陷。

妈妈怎么做

如果孩子出现呼吸困难，或者脸部、嘴巴边缘皮肤出现发青症状，应立即就医。

孩子发热时要多喝温开水或者将果汁饮料加热后与热水混合，这样能缓解他的喉痛。

让孩子挺直身体坐起来，可以帮助他呼吸通畅，也可以用枕头垫在腰后让孩子靠着，或者让孩子坐在你的大腿上，并帮助孩子消除因呼吸困难而带来的恐惧。

湿润的空气能帮助孩子缓解干咳。如果室外空气湿润，可以打开一扇窗户，让空气对流。需要注意的是，空调会使空气变得很干燥，所以最好不开；如果要开的话，铺一块湿毛巾在出风口，也可以放一碗水在出风口旁，或者在室内使用加湿器，都是好办法。

患病期间，尽可能减少孩子的哭闹，以免声带发炎，加重肿胀。

饮食方面宜清淡、易消化，如面条汤、米粥等，孩子进食要缓慢以免呛咳。

注意预防

平时注意让孩子锻炼身体，多做户外活动，增强身体抗病能力。

居室要经常通风换气，保持适宜的温度和湿度。

若孩子感冒要及早治疗，以免炎症加重。

急性支气管炎

病因

这种病一般由病毒、细菌或肺炎支原体感染引起。传播方式为呼吸道飞沫传染。

本病的诱因是营养不良、佝偻病、变态反应或慢性鼻炎等。

症状

咳嗽 急性支气管炎多继发于上感，以咳嗽为主要表现，先为频繁且较深的干咳，以后咯出黄色或绿色的脓痰。

喉间痰鸣 婴幼儿因不会咯痰，常咽下到胃里，大人能听到喉间痰鸣。若医生听诊肺部常可听到中等湿啰音，咯出分泌物后，音可暂时减少。若咳嗽迁延不愈，则可能发展成支气管肺炎。如果咳嗽长达数月，早晚加重，尤以夜间最为明显，则可能转化成为慢性支气管炎。

全身症状 伴有发热、呕吐、食欲下降等症状。

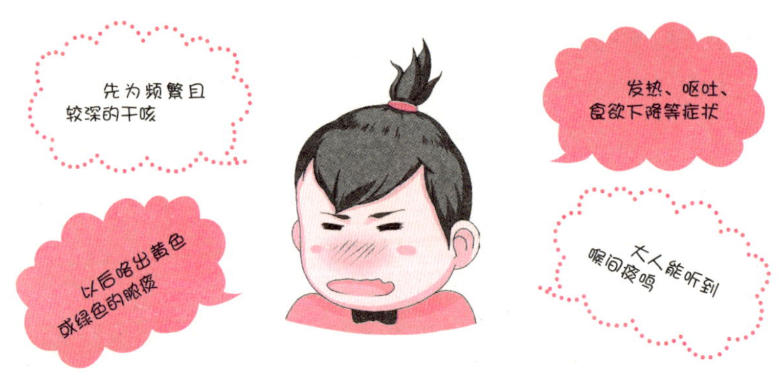

妈妈怎么做

需要每4个小时测一次体温。如果孩子只是普通的发热，最好卧床休息，可采用冷敷等物理方法降温；若温度超过38.5℃时可服用小儿退热药，如百服宁、美林等，进行药物降温。

如果孩子出现呼吸困难、口唇青紫、皮肤青紫等症状，或者体温超过39℃，或者出现嗜睡、拒食症状时，应立即就医。

要注意给孩子保暖。温度的变化，尤其是寒冷的刺激可能刺激支气管黏膜局部的抵抗力，加重病情。因此，要注意随着气温的变化及时给孩子增减衣服，尤其是孩子睡觉时要注意给他盖好被子。

要注意适当通风换气，保持室内新鲜空气的流通和湿润，但避免对流风，以免孩子再次受凉。避免烟尘、油气等刺激。

孩子在床上休息时，要经常帮助他变换姿势，轻轻拍打背部，以利于痰液排出。如果孩子持续性咳嗽，要检查孩子是否有痰堵的情况，如果是这样，要鼓励孩子把痰咯出来。如果孩子太小，不知道如何咳出痰，把他放在你的腿上，在他咳嗽时拍他的背帮助他把痰咳出。

如果孩子咳嗽、咳痰，不要急于给孩子吃止咳药，否则痰将更不易被排出。

当孩子入睡时，将他的上半身垫高，这样能缓解呼吸困难。

尽量让孩子保持安静，来回跑动以及过度兴奋会使他咳嗽、呕吐加重。

饮食方面，要让孩子多喝温水，吃清淡而富有营养且易于消化的食物，不吃油腻、辛辣等刺激性食物。

注意预防

平时注意让孩子锻炼身体，多做户外活动，增强身体抗病能力。

孩子感冒要及时治疗，合理用药，以免发展成支气管炎。

肺炎

病因

肺炎是婴幼儿时期最常见的疾病，婴幼儿及学龄儿童均可发病，一年四季均可发病，以冬春季节多见。常见的是支气管肺炎和支原体肺炎。小儿肺炎是威胁我国儿童健康的严重疾病，发病率居首位，孩子得了肺炎均需静脉输液治疗，并配合雾化、吸氧等治疗措施。

在年幼的儿童中，肺炎几乎总是继发于上呼吸道感染之后，肺炎还可能是支气管炎引起的（称为支气管肺炎），哮喘、囊性纤维化、百日咳和麻疹等疾病也可能引起支气管肺炎。年龄较大的儿童还可能发生大叶性肺炎，这是由肺炎链球菌引起的。大叶性肺炎的炎症可能同时累及一个或多个肺叶，这种类型的肺炎往往没有任何预兆而突然发病。

肺炎的病因是病毒或细菌感染。支原体肺炎的病原体是肺炎支原体，它是一种介于病毒和细菌之间的病原微生物。

肺炎的病变部位主要在肺泡周围，支气管壁、细支气管壁和肺泡壁。

症状

发热、咳嗽、有痰 婴幼儿表现为发热、咳嗽、喘息、喉间痰鸣、呛奶、吐沫、呼吸困难等特点，偏大儿童表现为阵咳明显、咯痰、喘息、胸痛、发热等特点。患肺炎时孩子体温高热，多为39℃～40℃，婴幼儿呼吸增快更明显，可达80次/分，甚至更多。

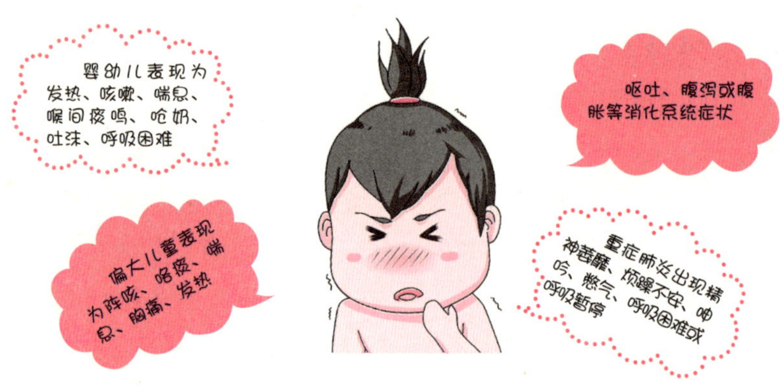

全身症状 儿童患肺炎，起病可急可缓，短至2～3天，稍长可达1～2周。发病前体温升高和咳嗽可能不太严重，很快体温迅速升高，出现阵发性咳嗽、喘息、鼻翼扇动和口唇发青等表现，还有呕吐、腹泻或腹胀等消化系统症状。

重症肺炎 可出现精神萎靡、烦躁不安、呻吟、憋气、呼吸困难或呼吸暂停等表现，极易合并呼吸衰竭和心力衰竭。

妈妈怎么做

如果孩子患有上呼吸道感染或某种感染性疾病，且他的情况在日益恶化而不是好转，就要注意孩子是否出现干咳或呼吸困难。如果孩子出现上述症状或者发生了任何呼吸方面的异常，请立即去医院就诊。

要注意让孩子卧床休息，症状缓解后再适当活动。

孩子发热时要及时进行退热处理；痰多时要找医生进行雾化后吸痰；如果孩子口周发青、鼻翼扇动，则要吸氧；孩子喘息时可抬高床头，使孩子呈半卧位，减轻他心脏的负担。

要随时观察孩子的生命体征，如呼吸、体温的变化。

注意孩子口腔的清洁，婴幼儿喂奶后应喂水，大一点的孩子要早晚漱口，重症孩子要做口腔护理。

保持房间通风，温度适宜，不要让孩子待在又闷又热的房间里。

在饮食方面，大一点的孩子可以给他易消化、有营养的半流食，婴儿应减少奶量，呛奶时应缓慢喂奶。让孩子摄入足够的水，温开水或稀释的果汁都可以。

注意预防

平时要注意让孩子锻炼身体，多做户外活动，增强身体抗病能力。

冬春季节是传染病和呼吸道疾病高发季节，带孩子外出时要注意防护，必要时给孩子戴上小口罩，可以选择配有孩子喜欢的图案的小口罩，这样孩子就不会因为戴着口罩呼吸不畅而排斥戴口罩了。

不要让孩子与患病的小朋友玩耍，防止交叉感染，但要注意跟孩子说话的语气，讲清道理。

居室要经常通风换气，保持空气清新。

支气管哮喘

病因

支气管哮喘是一种与变态反应有关的慢性气道炎症。换句话说，气道对多种刺激因素的反应明显增强，呈高反应状态，气道变狭窄，气道阻力增加。临床上将哮喘分为婴幼儿哮喘、儿童哮喘和咳嗽变异性哮喘三种；将哮喘持续发作，连续三次用支气管扩张剂无效，出现呼吸困难和低氧血症，称为“哮喘持续状态”。支气管哮喘分为发作期和缓解期，发作期孩子的表现如上所述，缓解期孩子和正常人一样。

哮喘反复发作对儿童生长发育和生活学习影响较大，应尽早进行预防。

儿童哮喘的发作与变态反应有关。诱因是多方面的，大致可分为以下几种：

过敏原，包括呼吸道病毒、尘螨、花粉、霉菌、屋尘、牛奶、鸡蛋、鱼虾等。

刺激性物质，如灰尘、烟雾、油漆、冷空气等。

孩子情绪波动，如大哭、大笑、生气等。

遗传因素，有湿疹、过敏性鼻炎或哮喘家族史的孩子患病率高。

孩子剧烈运动时过度通气也可能诱发哮喘。

药物因素，如阿司匹林、消炎痛、心得安等药物也会诱发哮喘。

症状

反复发作的喘息、呼吸困难 首次发作多在5岁以前，表现为反复发作的喘息、呼吸困难(呼吸时腹部内陷以加强呼吸)、窒息感、胸闷、口周发青或咳嗽等症状。

反复发作的喘息、呼吸困难、窒息感、胸闷、口周发青或咳嗽等
烦躁不安、鼻翼扇动、口唇指趾发青、出汗、不能平卧等
呼气性呼吸困难，肺部能听到哮鸣音，痰液像白色泡沫
因吸入过敏原诱发哮喘，喘息前多有鼻痒、流涕、喷嚏等症状

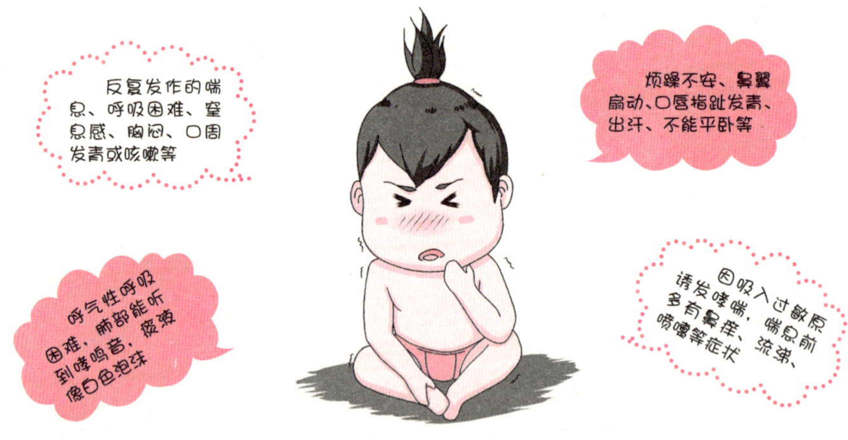

全身症状 多在夜间或清晨发作，初起仅轻微干咳，很快出现喘息、呼吸困难、烦躁不安、鼻翼扇动、口唇指趾发青、出汗等症状，患病时，孩子因不能平卧而呈端坐位，喘息声可传至室外。哮喘一般不发热，但因感染诱发哮喘的孩子可能发热。

过敏 因吸入过敏原诱发哮喘的孩子，喘息前多有鼻痒、流涕、喷嚏等症状。

呼气性呼吸困难 表现为呼气时胸骨上凹和肋间隙向外凸出，颈静脉显著突起，呼气相对延长。此时医生进行肺部听诊就能听到哮鸣音，继发感染时能听到水泡音。孩子咳出的痰液像白色泡沫。

妈妈怎么做

确诊孩子患有哮喘以后，最好建立一份“哮喘病案”，把孩子每次发病的时间、地点、轻重程度、发病当天的气候情况、有无特殊饮食或与特殊化学物质的接触、用药情况、发病前24小时内是否有过剧烈活动、有无大哭大笑等，详细记录下来，进行分析和归纳，找出规律，协助医生弄清引起发病的过敏原。

要认真关注医生的讲解与演示，掌握平喘药物正确的吸入方法与剂量，学习与用药有关的各种注意事项，还要协助并鼓励宝宝每天按时用药。不要自作主张，擅自给孩子加量、减量、换药甚至停药，要及时带孩子复诊，与医生商讨。孩子的平喘药物要放在触手可及的地方，一旦发病，便于及时按医嘱使用，以免加重病情。

一旦发现孩子有连续打喷嚏、不断咳嗽、烦躁、精神萎靡、呼吸加快等哮喘先兆时，应立即与医生取得联系，咨询是否需要使用平喘药，以防哮喘大发作。

如果孩子睡觉时哮喘发作，将他扶坐好，用枕头、被子等支撑在他身后或者让他坐在椅子上，双手撑在背后以减轻胸部的受力，这样可以使他胸部的肌肉更加有效地将肺内的空气压出。

对于哮喘症状发作剧烈的孩子，要立即就医。

在等待看病的过程中，要设法转移孩子的注意力，比如，可以给他唱歌，尽量让他忘记憋喘。

最好为孩子布置一个舒适的环境，室内保持清洁、通风、干燥，严禁吸烟。尽量使用棉质寝具，要用化纤产品代替木棉、蒲绒等填充物。尽量不给孩子毛绒玩具，在购买玩具时还要闻一下有无特殊气味。家里最好不要饲养猫、狗、兔、鸽子等宠物。

注意不要用香味浓烈的化妆品。其他有浓烈异味的化学物质，如油漆、汽油、杀虫剂等，最好都放在孩子接触不到的地方。

饮食方面，要给孩子加强营养，让孩子多吃些富含蛋白质、维生素、微量元素的食物，如瘦肉、禽蛋、豆制品以及新鲜蔬菜、水果、干果等。烹饪的选材尽量以清淡食物为主，补脾、补肺、补肾都要协调起来，并让孩子做到不偏食、不挑食。

需要注意的是，尽量让孩子少吃辛辣、刺激、海鲜等好发物，如果孩子对某种食物过敏，要坚决禁止其食用。

注意预防

生活中，要让孩子加强体育锻炼，以增强体质，提高孩子的身体对气候变化的适应力，减少发病的机会。同时应保证孩子充足的睡眠，避免过度疲劳。

根据气候的变化，及时给孩子增减衣服，防止孩子受凉感冒，尤其要预防呼吸道感染及呼吸道病毒感染。

还应关注孩子的生活、饮食习惯，尽量避免与致敏物质接触。

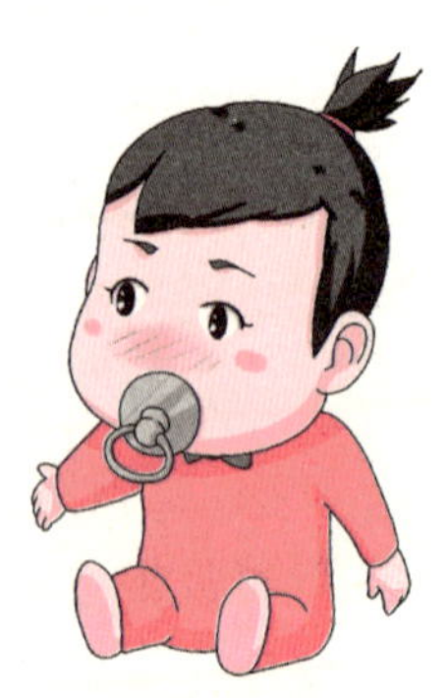

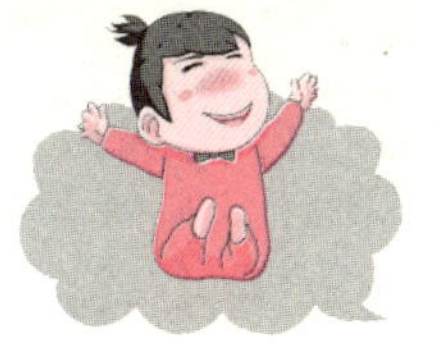

消化系统疾病

有些疾病虽然表现出消化系统疾病的症状，但病因却不在此，因此不能随意用药。

呕吐

病因

呕吐也是儿童常见症状之一。我们的胃就像一个口袋，上面连接着食道，下面连接着肠道。正常情况下，食物从我们的口进入食道再进入胃，然后进入肠道吸收营养，排泄废物。呕吐就是由于食道、胃和肠发生了与正常蠕动方向相反的逆蠕动，再加上腹肌强烈地痉挛性收缩，导致胃里的食物及胃液从口、鼻中涌出来。

呕吐为消化道症状，还可见于其他系统疾病，如喂养不当、情绪紧张、各种中毒和药物反应也能引起呕吐。

孩子感冒可能表现为呕吐。如果孩子患有扁桃体炎，对咽部产生刺激作用，呕吐就会更加突出。如果孩子患了气管炎、肺炎或者其他系统的感染，也可能引起呕吐。

孩子坐车时由于晕车而发生呕吐是非常普遍的现象，这种情况一般不会生病。

在给孩子刷牙时，他可能会因为牙膏和牙刷对咽部的刺激而产生恶心的感觉，进而引起呕吐。

有时候孩子会因为闻到某种刺激性的气味而产生恶心的感觉，引起呕吐，如你身上的香水或者化妆品的味道。

除了感冒、晕车等外，引起呕吐的原因还有很多。

引发各年龄组儿童发生呕吐的常见疾病

常见疾病	新生儿（出生～28天）	婴儿（29天～1岁）	幼儿（1～3岁）	儿童（3岁以上）
呕吐羊水	●			
胃扭转、溢乳	●	●		
先天性消化道闭锁或狭窄	●			

续　表

常见疾病	新生儿（出生～28天）	婴儿（29天～1岁）	幼儿（1～3岁）	儿童（3岁以上）
肠旋转不良	●	●	●	●
先天性巨结肠症	●	●	●	●
坏死性小肠结肠炎	●	●	●	●
先天性肥厚性幽门狭窄	●	●		
糖尿病酮症酸中毒		●	●	●
先天性代谢性疾病	●	●	●	●
败血症、肺炎	●	●	●	●
中枢神经系统感染、出血	●	●	●	●
胃肠道感染	●	●	●	●
胃食管反流、胃炎、溃疡病				●
阑尾炎、胰腺炎、腹膜炎				●
食管裂孔疝	●	●	●	
幽门痉挛、贲门痉挛	●	●	●	
肠痉挛	●	●	●	
腹部肿物	●	●	●	
肠梗阻、肠套叠	●	●	●	●
再发性呕吐				●
肠蛔虫症			●	●

症状

不同年龄、不同疾病的呕吐特点各不相同。

溢乳 小婴儿胃容量小，呈水平位，哺乳过多或吞入空气，吃奶后自口角溢出奶汁称为溢乳，不影响健康。

先天性肥厚性幽门狭窄 由先天性肥厚性幽门狭窄引起的呕吐多在孩子出生后半个月出现，喂奶后不久即吐奶，但无胆汁，右上腹可扪及栗子大小包块。

胃扭转 胃扭转也是喂奶后不久吐奶，当孩子右侧卧时可缓解。

胃食管反流 胃食管反流的呕吐特点是：孩子会伴有反酸和胸骨后

烧灼感。

急性胃肠炎 孩子多有饮食不洁史，呕吐伴有腹痛、腹泻。

儿童腹泻病 以腹泻为主，呕吐可轻可重。

溃疡病 表现为呕吐咖啡样物或呕血，伴上腹痛或黑便。

外科急腹症 急性阑尾炎、肠套叠、胰腺炎或肠穿孔等外科急腹症，除呕吐外，腹部常有压痛、反跳痛、包块和肌紧张等腹膜刺激征。

颅内感染或颅内肿物 颅内感染或颅内肿物的呕吐多呈喷射性，表现为吐前多不恶心，大量胃内容物经口鼻喷出。

再发性呕吐 再发性呕吐呈反复发作的特点，多有感染、剧烈运动、疲劳或情绪波动等诱因，呕吐频繁且剧烈，可达 10 ~ 20 次，呕吐物混有血丝或胆汁，经补液对症处理后症状迅速缓解。

糖尿病酮症酸中毒 糖尿病酮症酸中毒的呕吐常伴有精神萎靡、脱水、血糖明显升高和尿酮体阳性等特点。

胃肠型感冒、化脓性扁桃体炎 胃肠型感冒、化脓性扁桃体炎则有呕吐、咳嗽、发热、咽痛和扁桃体充血等表现。

急性肾炎 合并肾衰急性肾炎合并肾衰时，因内环境发生变化(尿素氮升高、酸中毒、电解质紊乱等)，多种因素刺激胃肠道，可造成呕吐。

有机磷农药中毒 有机磷农药中毒时，呕吐物有大蒜味。红霉素、阿奇霉素、世福素等药物均可引发呕吐等不良反应。

急性呕吐 急性呕吐会使体内水和电解质丢失，导致脱水和酸中毒，长期反复呕吐会影响营养物质的吸收，造成营养不良、生长发育迟缓和免疫力下降。

达人妈妈实战攻略

通过分析呕吐原因和呕吐物的特点可初步定位，如进食则吐提示病变在食管或贲门；呕吐物酸性凝结块提示病变在胃或幽门；呕吐物含胆汁提示病变在十二指肠。

妈妈怎么做

如果孩子持续呕吐超过6小时或者孩子呕吐并伴有腹泻、耳痛或38℃以上的高热，应立即带他去医院就诊。

应明确孩子呕吐的病因，积极治疗原发病，并采取相应措施缓解呕吐症状。

应注意观察呕吐原因和呕吐物的特点，如呕吐与进食的关系，呕吐物有无胆汁、血丝、咖啡样物或血块等，并留取标本送医院检验。

孩子呕吐时，要将其头偏向一侧，以防呕吐物误吸入气管发生窒息。呕吐后要清洗口腔，更换被污染的衣物。

孩子呕吐剧烈时应该把他抱起来或者让他坐起来，这样不但会让他感觉舒适一点，更重要的是能够防止他把呕吐出来的东西呛入气管，堵塞呼吸道。

每隔一段时间要给孩子测体温，看他是否发热。

可以用凉湿毛巾擦拭孩子的脸，让他感到凉爽、舒适。

不要急于给孩子喂食，否则会加重呕吐。应该少量多次地让孩子饮水。最好是加入少量盐和糖的凉开水。还可以给孩子喝他平时爱喝的饮料。果汁类饮品要加以稀释，不要给孩子喝牛奶。每隔10～15分钟喝一次。当孩子恶心、呕吐症状消失以后，可以喂孩子刺激性小的食品，然后逐渐开始添加固体食品。

千万不要滥用抗生素，抗生素都是广谱杀菌的，不但会杀死有害的细菌，而且连有益细菌群也会杀死，这样只会损害孩子的免疫力，给孩子带来不必要的麻烦。由于抗生素需要通过肠道吸收和排泄，如果有益细菌被杀死了，就会影响孩子肠道的消化，加重孩子呕吐症状。

注意预防

掌握正确的喂养方法，哺乳时不宜过急，以防孩子吞进空气。

注意饮食卫生，给孩子养成良好的饮食习惯，如饭前注意洗手，吃饭定时定量，不要暴饮暴食等。

达人妈妈实战攻略

呕吐是婴幼儿的常见症状，妈妈应掌握一些医疗常识和护理知识，若孩子出现前囟凹陷，唇干尿少，啼哭无泪，皮肤松弛、弹性下降等情况，则说明孩子已经脱水，应及时就诊补液。

不应给孩子吃太多冷、硬、辛辣等刺激胃肠的食物，不应给孩子喝冷饮的同时吃油炸食品。

便秘

病因

婴幼儿便秘的原因有以下几点：

饮食因素：人工喂养的孩子较母乳喂养的孩子更容易出现便秘，其大便中不能溶解的钙皂较多，所以易发生便秘；大量进食，粪便增多，容易引发便秘；若孩子喜欢吃肉类，少吃或不吃蔬菜，食物中纤维素较少，容易发生便秘；饮水量少，尤其是天气炎热时容易引发便秘；进食太少，消化吸收后残渣少，引发大便减少、变稠。

疾病因素：患先天性巨结肠的孩子因肠管失去神经支配而痉挛，可出现便秘；肠闭锁、肠狭窄等先天肠道畸形可引起便秘；长期患病卧床的孩子肠壁肌肉松弛，蠕动减慢，可导致便秘；患有肛门狭窄、肛裂等疾病的孩子因惧怕排便时疼痛而推迟排便，可引起便秘；某些药物致使肠蠕动减慢而引发便秘，如阿托品、鲁米那或铁剂等。

生活不规律：孩子缺乏按时大便的训练，未形成排便的条件反射导致便秘；孩子缺少身体锻炼，致使肠壁肌肉乏力、蠕动减慢而引发便秘；学龄儿童没养成清晨大便的习惯，上课时不能随时排便也可导致便秘。

精神因素：婴幼儿突然受到精神刺激、生活环境和习惯的突然改变也可引起短时的便秘。

症状

排便间隔突然延长很多 正常孩子每天排便次数有很大差异，婴儿有的每天 1 ~ 3 次，而有的可两三天不解大便，母乳喂养的孩子可每天排便四五次，其实只要大便干稀适中，又无不适表现，就属正常现象。如果平时排便很规则，突然两天以上不解大便，即应视为便秘。

腹胀、腹痛、呕吐 如果出现腹胀、腹痛、呕吐等情况，就不能认为是一般便秘，应及时送医院就诊。

大便干硬，肛门疼痛或不适 孩子发生便秘以后，大便又干又硬，刺激患儿肛门产生疼痛和不适感，久之对解大便产生恐惧感，不敢用力排便，便秘症状就会更加严重。

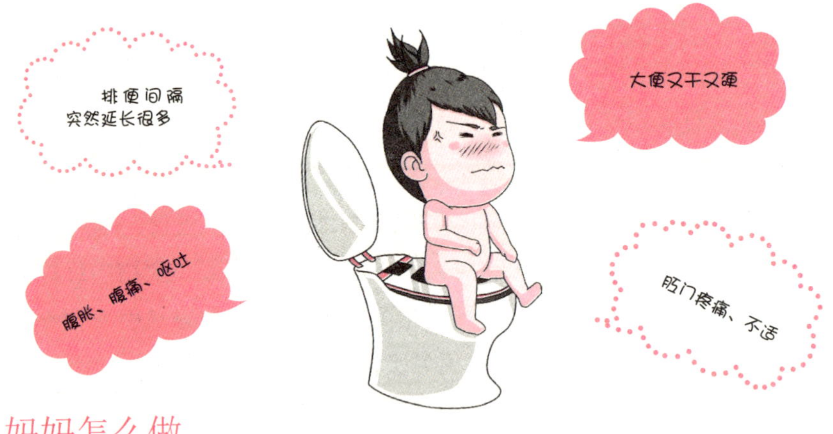

妈妈怎么做

便秘会让孩子很难受，应该带孩子去医院寻求帮助。如果孩子是因为先天的肠道等问题所致，可能需要动手术；如果是功能性的问题，通过治疗和调理很快就会痊愈。

可以给孩子进行按摩，用手指在孩子的肚脐周围按顺时针方向轻轻推揉按摩。鼓励孩子多喝水，并给孩子补充膳食纤维和粗纤维。

可以在医生的指导下给孩子使用通便药剂。

如果孩子长时间没有排大便，并出现剧烈腹痛、发热、呕吐等情况，应立即带孩子就医。

应尽量给孩子吃富含膳食纤维的食物，包括蔬菜、水果、粗粮；给孩子多喝一些果汁、菜汁，如橘子汁、菠萝汁、枣汁或白菜汁等；让孩子多吃白菜、芹菜、苹果、香蕉等食物。

注意预防

平时要让孩子加强锻炼，保证身体各个器官的正常运转。

帮助孩子养成定时排便的习惯，建立良好的排便反射。实际上，3个月以上的孩子就可以训练定时排便。

应该合理安排孩子的饮食，纠正偏食、挑食的不良习惯，并调整孩子的饮食结构，让他多吃粗纤维蔬菜，如芹菜、蒜苗、油菜、黄瓜、竹笋等。

若孩子患有结肠、肛门疾病，如先天性巨结肠、肛裂、肛周脓肿等，应及时治疗。

先天性肥厚性幽门狭窄

病因

先天性肥厚性幽门狭窄是婴儿常见的外科疾病，男女发病率为4～5:1。

胃与十二指肠的连接处成为幽门。由于有的孩子幽门环形肌增生肥厚，导致幽门管腔狭窄，吃过的食物不易通过幽门到达十二指肠，积留在胃内而引起呕吐。

症状

吃奶后呕吐 呕吐是这种病的首发症状。孩子出生后吃奶和大小便均正常，一般在出生后2～3周时开始呕吐，且逐渐加重，每次吃奶后必吐，呈喷射状，由鼻孔和口腔喷出，呕吐物为乳汁或乳凝块，不含胆汁。

有胃蠕动波和腹部肿物 孩子食欲不减，饥饿感强烈。到医院查体时在孩子的上腹部能够看到胃蠕动波，右上腹可扪及枣核或橄榄大小的肿物，表面光滑且可被推动。

全身症状 孩子由于反复呕吐及营养摄入不足，可有脱水、酸碱紊乱、营养不良、尿少、便秘等表现。

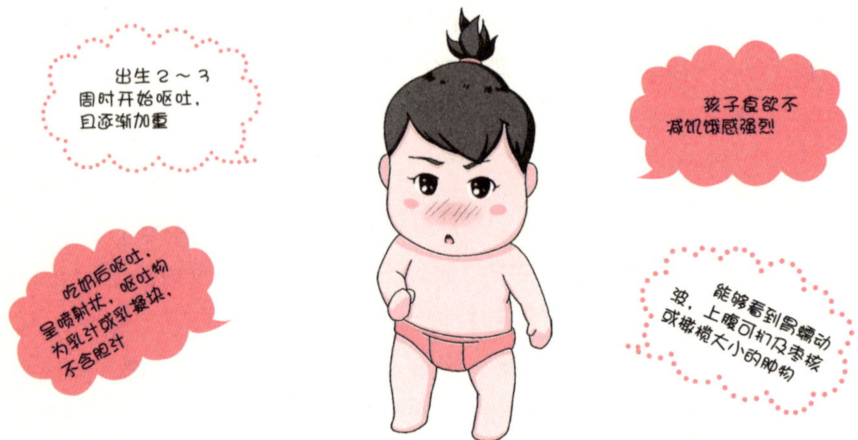

妈妈怎么做

如果孩子连续3次在喂食后均出现剧烈的呕吐现象，应立即去医院就医。在等待确诊这段时间内应给孩子少量多次哺乳，以保证孩子饮水充足。

诊断明确后，应积极手术治疗，即幽门环形肌切开术。

术后孩子应禁食，第二天再开始喂奶，每次30毫升，每3小时1次，以后几天如果孩子能耐受，可逐渐增加奶量。奶液稠厚一些，这样不易呕吐。

喂奶后不要让孩子立即躺下，应先给孩子拍嗝。

术后应抬高床头，让孩子采取右侧卧位，有利于胃的排空，减少呕吐的发生。

孩子呕吐时应立即抱起，清除口鼻中的残留物，注意不要让呕吐物流进耳内。

肠痉挛

病因

肠痉挛是儿童的常见症状之一，是由于肠壁平滑肌强烈收缩而引起的阵发性腹痛，属儿童功能性腹痛，而无器质性疾病。这种病可见于小婴儿至学龄儿童，以 5 ～ 6 岁儿童最多见。

很遗憾，目前这种病的病因尚不完全清楚，比较公认的是部分孩子对牛奶过敏。

常见有上感、腹部受凉、贪凉饮冷、进食过多或食物含糖量高等诱因，在上述因素影响下肠壁肌肉出现痉挛，阻断肠内容物通过，随肠蠕动增强，腹痛阵发性加剧，可引起呕吐。在痉挛一定时间后，肌肉自然松弛，腹痛缓解，但以后可能复发。

症状

腹痛突然发作，有时在夜间睡眠时突然哭醒，每次发作持续时间不长，数分钟至数十分钟，时发时止，反复发作，个别孩子可延长至数日。程度轻重不一，轻者数分钟后自行缓解，重者面色苍白、手足发凉、哭闹不安、翻滚出汗。

腹痛多发生在小肠，以脐周为主，多伴见呕吐。孩子肚脐周围常会感到压痛，剑突下及肋部也可能感到压痛。有时还可能摸到索条状的肠管。

阵性发作肠痉挛发作间歇时，孩子腹部一般无异常体征。小婴儿则表现为阵发性哭闹，可突然大哭持续数小时。这种病可时发时止，迁延数年，但预后良好，一般随年龄增长而自愈。

妈妈怎么做

孩子肠痉挛发作时，腹部喜温喜按，可用温暖的手揉按孩子腹部或将温水袋放在孩子腹部，数分钟后症状可缓解。

在肠痉挛发作期间，应该让孩子食用面条或粥等易消化的饮食，不要吃冷饮或喝含糖量高的碳酸饮料。

对消化不良的孩子，应适当减少奶量或糖量，喂奶后应及时帮助他拍嗝，排出胃内空气。

对牛奶过敏的孩子，可改喂豆浆、豆奶粉等代乳品。

孩子疼痛剧烈时，可在医生的指导下给予颠茄、654–2 等解痉药。

也可以采取中药治疗，采用温中散寒、行气止痛法。

注意预防

应帮助孩子养成良好的饮食习惯，如进食前要稍事休息，不要仓促就餐；不要暴饮暴食；节制冷饮，少喝含糖量高的饮料；饭后不要剧烈运动；临睡前不要吃得过饱。

应注意避免孩子腹部受凉，及时添加衣被。

达人妈妈实战攻略

若孩子腹痛剧烈，经揉按温敷后仍疼痛不止，甚至发热的话，应马上去医院就诊。

小儿腹泻

病因

小儿腹泻，过去称为小儿肠炎，与肺炎、佝偻病和营养不良，被称为儿科四大常见病。此病目前发病率仍较高，农村发病率要高于城市，严重影响孩子的健康和生长发育。

根据病因可将腹泻病分为感染性和非感染性两大类：

感染因素有细菌、病毒、真菌、原虫等几种。

若腹泻发生在夏季，大便呈黏液便或脓血便，要考虑到细菌性痢疾。

若大便呈水样或米汤样，伴严重脱水，则要注意霍乱。

若孩子表现为上吐下泻，大便呈水样便、黏液便或脓血便，且周围孩子同时或先后起病发病，则可能是鼠伤寒沙门氏菌肠炎。

若孩子在秋末冬初发生腹泻，大便呈水样或蛋花汤样，则轮状病毒肠炎可能性大。

若孩子长期应用抗生素治疗，合并鹅口疮，要注意真菌性肠炎。

若发生在南方，缓慢起病，大便呈少量血便、混有黏液，要考虑阿米巴痢疾。

以上均为肠道内感染，还有肠道外感染引起的腹泻，临床称为症状性腹泻，可见于上感、中耳炎、肺炎或败血症等疾病。

非感染性因素有喂养不当(喂奶过多或成分不合理)、改换奶粉、哭闹过度、腹部受凉、牛奶过敏和双糖酶缺乏等。

症状

小儿腹泻主要表现为腹泻、恶心、呕吐、食少、发热、烦躁、尿少等症状，并可伴有不同程度的脱水表现。持续时间过长则可能出现营养不良、贫血和生长发育迟缓。如果孩子出现下列症状，就应该考虑为腹泻：

每天大便次数比平时增多。母乳喂养的孩子每天排便可能比平时多4 ~ 6次。

大便性状改变，呈稀便、水样便、黏脓便或脓血便。

妈妈怎么做

发现孩子出现严重腹泻后，要注意防止孩子脱水，并尽快带他到医院检查，找出病因，对症治疗。

如果是由于饮食原因所致，而不是感染等其他因素造成的，要调整孩子的喂养方式，合理哺育。让孩子吃东西的时候多咀嚼几下，以便于消化。

在孩子急性腹泻期，应停止给孩子吃不易消化的食物及脂肪类食物。给孩子吃的食物最好捣碎，或者做成流质、半流质。不要给孩子吃油腻、辛辣、刺激的食物。

对于呕吐严重的孩子，可暂时令其禁食6 ~ 8小时，让孩子的消化道休整一下，之后再喂食。

如果孩子吃母乳，可以继续喂养。如果孩子是人工喂养，那应该把奶粉冲稀一些，总量不变。要暂时停服辅食和鱼肝油。如果孩子已经断奶了，可以喂面片、米粥等半流食。

如果孩子对牛奶过敏或对某些营养成分(如乳糖)不耐受，可改豆浆、豆奶粉或去乳糖奶粉喂养。

要加强孩子的皮肤护理。每次孩子排便后要用温水给他洗净肛周和臀部，并涂以鞣酸软膏以防出现红臀。男孩子大腿根及阴囊皱褶等部位注意保持干燥。若臀部已经糜烂，应先用温水清洗臀部，晾干后涂以紫草油或龙胆紫。护理女孩时要防止粪便污染阴道口。

要特别注意卫生，孩子上完厕所要洗手，给孩子换尿布前后也要洗手，否则感染会在家中迅速蔓延。

注意预防

大力提倡母乳喂养。母乳喂养具有温度适宜、经济方便、没有外来污染、易于消化吸收、增强免疫力、密切母子关系、促进神经发育等优点。妈妈在患感染性疾病或服特殊药物时应停止哺乳，哺乳期间应忌烟酒，哺乳前要注意洗净手及乳头。

合理喂养。婴儿胃容量有限，不要一次性喂奶过多，以免造成消化功能紊乱。奶量应该根据孩子的食量和奶粉外包装上标示的比例冲调。新生儿每天喂奶 7 ~ 8 次，婴儿可每天 5 ~ 6 次。哺乳后注意给孩子拍嗝，注意观察孩子的大便，如果孩子有不消化的食物或大便酸臭现象，就要减少辅食量，以免造成腹泻。

辅食添加应遵循从一种到多种、从少到多、从稀到稠、循序渐进的原则。

婴儿的奶瓶、奶嘴要定期煮沸消毒。

大一些的孩子要养成良好的卫生习惯，如饭前便后要洗手等。

寄生虫病

病因

寄生虫病主要是指寄生在孩子体内的以蛔虫、钩虫、鞭虫、蛲虫病等为代表的土源性肠道线虫病。

寄生虫病主要是由于孩子生吃或半生吃了一些被污染的食物等，或者喝了经过幼虫污染的生水，经过口到达消化道进入身体。

病变主要集中于中枢神经系统内。

症状

蛔虫 体内有蛔虫的孩子会出现不明原因的腹痛、食欲减退、恶心、腹泻或便秘，有时会经由大便排出或经口吐出蛔虫，孩子会睡觉不安稳、磨牙，甚至会出现异食癖、惊厥，病情严重的可能引起营养不良、反应迟钝、发育障碍。也可能引起蛔虫性肠梗阻、胆道蛔虫症、蛔虫性阑尾炎等严重并发症。

钩虫 钩虫寄生在孩子肠道内吸食血液，会造成孩子贫血，还会导致孩子经常发热、头晕、乏力、咳嗽、面色及指甲苍白、好食易饿、皮肤粗糙、毛发干枯、发育不良及精神委靡等症状。严重时可致贫血性心力衰竭。

鞭虫 鞭虫寄生在孩子的盲肠，以组织液和血液为食，会导致孩子出现食欲不振、恶心、呕吐、血便等症状。

蛲虫 蛲虫病会导致孩子夜间肛门奇痒，女孩子会出现外阴瘙痒。孩子会出现睡眠差、烦躁、夜惊等不良情况，伴有食欲不振、消瘦等症状。有时还会引起邻近器官发炎，如阴道炎、输卵管炎、阑尾炎等。

妈妈怎么做

当发现孩子患有肠道寄生虫病后，应及早对孩子进行驱虫治疗。

治疗和护理时要按照医生要求，婴幼儿用药要特别慎重，以免中毒。

如果孩子腹痛，给孩子喝一勺食醋会有所缓解。如果孩子出现剧烈呕吐和腹泻，或者腹痛难忍，应该立即带孩子就医。

饮食方面，要给孩子吃富有营养易于消化的食物，不要吃生冷的食物。

可以适当给孩子增加利水祛湿的食物，如冬瓜等，或者适量补充一些有驱虫作用的食物，如大蒜、油菜、醋、青梅等。

注意预防

要帮孩子养成良好的个人卫生习惯，教孩子饭前便后要洗手，保持手部清洁卫生。

不能让孩子喝生水，瓜果蔬菜一定要洗干净才能吃。

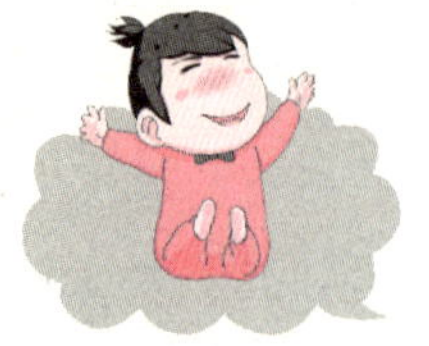

营养性疾病

体内各种营养素过多、过少或者不平衡都能导致营养性疾病。

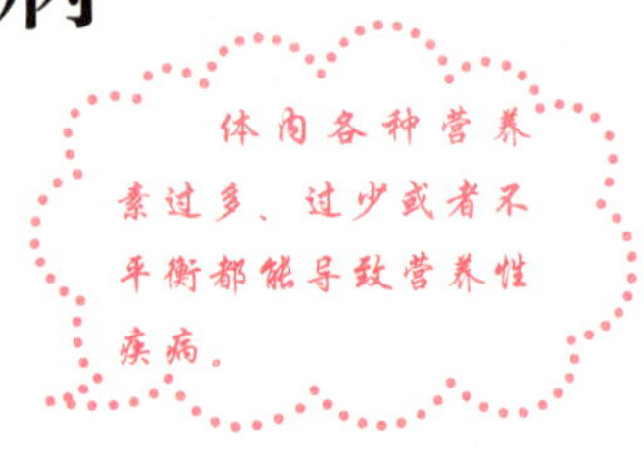

营养不良

病因

营养不良是指缺乏蛋白质和热量的一种营养性疾病，多见于 3 岁以下的婴幼儿。

营养不良多因疾病所致，还有一部分是由于喂养不当引起，单纯因食物供给不足的很少见，极少数与过度减肥有关。此外，早产儿、低出生体重儿和某些先天遗传代谢病也可发生营养不良。

消化系统疾病，常见的如肥厚性幽门狭窄、食道裂孔疝、慢性腹泻、溃疡性结肠炎、肠道寄生虫病等疾病，因反复呕吐、腹泻、腹痛，使得食物不能很好地消化吸收而导致营养不良。

慢性消耗性疾病，如反复发作的肺炎、结核病、脓胸、婴儿肝炎综合征等疾病，因长期发热，食欲不振，摄入减少而消耗增加，导致营养不良。

喂养不当的因素，如母乳不足又未及时添加辅食，孩子有挑食、偏食的不良饮食习惯等，都可导致长期营养和热量摄入不足，造成营养不良。

症状

体重下降、精神萎靡、发育落后 最初表现为孩子体重不增或略有下降，皮下脂肪变薄。随着病情进展，孩子出现消瘦、皮肤干燥或弹性下降、肌肉松弛等表现，精神萎靡或烦躁，运动发育落后，生长停滞，最后皮下脂肪完全消失，孩子呈皮包骨状，体重下降明显，体温偏低，心跳缓慢，反应迟钝，对周围事物不感兴趣，食欲差，不思饮食等。

各系统功能紊乱，免疫力下降 营养不良的孩子因全身各系统功能紊乱，免疫力明显下降，很容易合并感染其他营养缺乏性疾病，如上感、鹅口疮、腹泻、肺炎、缺铁性贫血、低蛋白水肿、维生素或微量元素缺乏症等，进一步加重病情。

孩子体重下降，皮下脂肪变薄，甚至消失，肌肉松弛
精神萎靡或烦躁，运动发育落后，生长停滞
心跳缓慢，反应迟钝，对周围事物不感兴趣，食欲差
因全身各系统功能紊乱，免疫力明显下降

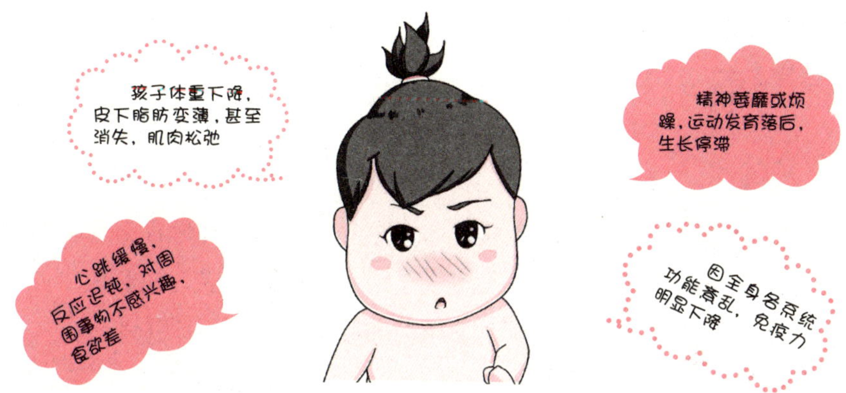

妈妈怎么做

如果孩子的营养不良与饮食喂养有关，应该改善喂养方法，合理地按步骤地给孩子添加辅食，纠正不良饮食习惯。

如果孩子是因疾病导致的营养不良，应积极治疗原发病。

给孩子调整和补充营养。营养不良的孩子消化能力较弱，补充营养时切忌过多过快，以免加重消化功能紊乱病情，应遵照“循序渐进、逐步充实”的原则，蛋白质、脂肪、碳水化合物、维生素、微量元素以及总热量的补充需要科学计算后给予，具体实施时还应根据孩子食欲和身体状况酌情调整。

注意预防

营养不良的预防比治疗更重要，应该多了解儿童营养、保健、疾病防治等方面的知识。

大力提倡母乳喂养。母乳是婴儿天然的最佳食物，若母乳充足，辅食添加合理，则婴儿很少发生营养不良。

合理调整孩子饮食。饮食须定时，营养素搭配应合理。帮助孩子养成良好的饮食习惯。

重视身体锻炼，增强体质。

按时做预防接种，防止传染病的发生。对孩子患有的各类影响营养摄入的疾病要及早治疗。

肥胖症

病因

肥胖症是以体内脂肪积聚过多为主要特征的一种慢性营养障碍性疾病。近年来，患肥胖症的儿童逐年增多，肥胖已成为儿童健康的一大杀手，其合并症有高血压、糖尿病和脂肪肝等，到成年还可引发动脉粥样硬化、冠心病等疾病。

肥胖症的发病主要与不健康的生活方式有关，摄入过多、营养过剩和缺乏运动是主要原因。

肥胖儿童多有偏食、挑食的坏习惯，多食易饥，喜食甜食和油腻性食物，这些食物热量高，导致摄入热量过多，而他们又缺乏运动，消耗的热量减少，体内多余的热量就会以脂肪的形式贮存起来。

如果父母都明显肥胖，那么子女约有 2/3 的可能性出现肥胖，这说明肥胖症有一定家族遗传倾向。

有情感创伤和心理异常的儿童也可能发生肥胖，如父母的离异、亲人的死亡、学业上的挫折等都属于情感创伤；心理异常包括因家长溺爱造成的胆小、依赖、孤独等；如果家庭氛围不好，孩子生长在吵闹的家庭环境中，往往会采用埋头吃东西的方式来逃避现实，满足其自身安全的需要。

症状

这里所讲的肥胖症是指单纯性肥胖症，不包括内分泌代谢疾病引起的脂肪增多。这种肥胖症是任何年龄都可能发病的，但最常见于婴儿期、学龄前期和青春前期。

食欲旺盛 肥胖儿童一般食欲旺盛，喜吃零食，偏爱甜食和油脂类食品，常有不良饮食习惯。

形体肥胖 脂肪多堆积在面部、双乳、肩部、腹部、大腿等处，四肢肥大，手背厚，男孩外生殖器被会阴部脂肪掩盖，看起来很小，实际属正常范围。

肥胖纹 腹部或大腿皮肤可出现粉红色或紫红色线状条纹。

其他 肥胖儿童骨龄大多正常，智力良好，活动量小，稍运动后则出现多汗、气喘。

常用判定标准有两种，肥胖度和体重指数：

肥胖度 (%)=(实际体重 − 标准体重)/ 标准体重 ×100%，超出正常标准体重 20% 即为肥胖。具体来说，超出 20% ～ 29% 为轻度肥胖，超出 30% ～ 49% 为中度肥胖，超出 50% 为重度肥胖。

体重指数 (BMI)= 体重 (千克)/ 身高 (米)^2,25 ～ 29 为超重，超过 30 为肥胖。

妈妈怎么做

加强孩子的饮食管理。首先，应控制进食量，给予低热量饮食，既要满足孩子生长发育对各种营养素的需求，又要避免摄入的热量过多而达不到减肥的目的。刚开始时要限制孩子的体重增长过快，进而使之下降，当其接近正常体重时即可不再控制进食量。一般给孩子低糖、低脂和清淡的饮食。孩子应避免吃高糖和油炸食品。其次，要帮助孩子改变不良饮食习惯，不要吃高糖、高脂的零食，也不要喝过甜的饮料；吃饭时不要狼吞虎咽，应细嚼慢咽；饭后要适量活动，不要坐卧不动，限制看电视时间。

达人妈妈实战攻略

蛋白质为生长发育所必需，每天要保证每千克体重不少于 2 克。蔬菜、水果含热量较少，同时能够提供大量维生素和矿物质，还能避免孩子产生饥饿感，因而是理想的减肥辅助食品。

增加孩子的运动量。可以想办法提高孩子对运动的兴趣，其形式要多样化，如慢跑、爬楼梯、做健身操、武术、游泳、打乒乓球等，使运动深入到孩子的日常生活中并成为日常爱好。如果你和孩子一起锻炼，更易见效。运动量不要过大，每天运动 1 小时左右，可逐渐增加，应避免剧烈运动，以免刺激食欲。

心理疗法。大一点的孩子因肥胖自尊心受到伤害后会产生许多心理问题，如精神焦虑、情绪抑郁、不喜欢与人交往等；大人对孩子进食习惯的多方指责和过分干预也会加重其思想负担或使其产生对抗心理。因此，心理治疗也是必不可少的。你应该关心和体贴孩子，避免焦躁情绪。每个孩子都是有优点的，要善于抓住孩子生活中的亮点并加以鼓励，并让孩子正确认识肥胖的危害性，解除思想顾虑，改变多食少动的习惯，树立健康向上的生活信心。

注意预防

肥胖症的发生与出生体重有关。因为在胎儿发育后期，脂肪细胞的数量和体积的增加最快，并且脂肪细胞一旦形成就不会消失，因此，预防肥胖症要从孕期开始，准妈妈在孕晚期要注意预防营养过剩，减少巨大儿出生的概率。

孩子应定期到保健门诊做生长发育监测，早期发现过重或肥胖倾向，应及时加以矫正。

提倡母乳喂养。母乳喂养的孩子不易发生肥胖。

带着孩子多做体育锻炼，增加孩子的运动量，以减少脂肪的囤积。

帮助孩子养成良好的生活饮食习惯。早餐要吃饱，午餐要吃好，晚餐要吃少。少吃快餐食品，多吃蔬菜和水果。晚饭后看电视、玩电脑时间不要过长。不要熬夜，就寝前不要再吃夜宵。

佝偻病

病因

佝偻病是小儿常见的一种营养缺乏病，常见于3岁以下的孩子，好发于冬春季节。

这种病主要是由于孩子体内缺乏维生素D，引起全身钙、磷代谢异常，导致钙、磷不能正常沉积在骨骼的生长部位而发生骨骼畸形。

维生素 D 缺乏可见于日光照射不足、维生素 D 摄入不足、生长过速或肝胆疾病影响等几种情况。一些胃肠道、肝胆疾病，如慢性腹泻、乳肝都会影响维生素 D 的吸收。

症状

这种病临床表现可以分为两大特点：

一般症状 多汗、易兴奋、夜间睡眠不安、夜间哭闹，因后枕部常与枕头摩擦，出现半圈脱发，医学上称为枕秃。

骨骼畸形 在不同年龄段发生畸形的部位有所不同，在 2 ~ 3 个月时表现为前囟大和颅骨软化，后者是指用手指轻按顶骨或枕骨有凹陷，好像按在乒乓球上似的。在 7 ~ 8 个月时患病孩子可出现方颅，即以额骨、顶骨为中心向外隆起。手腕、脚踝周围出现膨大，称为“手镯”“脚镯”。在婴儿期可出现胸廓畸形，如肋串珠、肋缘外翻、郝氏沟、鸡胸或漏斗胸。1 岁左右开始走路时，由于下肢骨质较软，在重力作用下，可出现“O”型腿或“X”型腿，脊柱、骨盆也会发生侧弯或变形。

其他症状 孩子还可能有肌张力低、运动发育迟缓、贫血、肝脾肿大等表现，这些症状和体征都会严重影响孩子的生长发育和身心健康。

达人妈妈实战攻略

维生素 D 缺乏还可能引起孩子低钙惊厥。表现为孩子体温正常，突然四肢抽动、双目上翻、面部肌肉痉挛、神志不清。持续时间不等，数秒至数分钟，发作频繁。

妈妈怎么做

若发现孩子有多汗、夜啼、枕秃等症状时，应及时到医院就诊。

若孩子被确诊为佝偻病，应遵照医嘱给孩子补充维生素 D 和钙剂。

若因某些原因孩子不能每天服药时，可请医生给予大剂量维生素 D 突击疗法，即一次性肌内注射维生素 D10 万 ~ 15 万国际单位，1 个月后改为预防量。

应该多带孩子到户外晒太阳，但是要注意不要让太阳直射孩子眼睛，最好给他戴一顶带沿的帽子，也可以用手帕或眼罩遮住眼睛。切忌暴晒，以防紫外线引起皮炎。在室内晒太阳时，注意不要隔着玻璃，玻璃会遮挡紫外线。

患佝偻病的孩子一般免疫力低，易感冒，易患肺炎或腹泻，因此平时注意预防各种感染。

加强孩子的皮肤护理工作，孩子出汗多时要及时擦汗，注意洗澡，使用婴儿专用护肤品。

有严重骨骼畸形的孩子，可在3岁以后手术矫正。

注意预防

孕妇在怀孕后期要适当补充维生素D及钙剂，同时多晒太阳。晒太阳是预防佝偻病最有效、方便和经济的方法。我国北方日照不足，紫外线含量少，应辅以维生素D。冬春季节出生的早产儿，更要注意补充鱼肝油和钙剂。

提倡母乳喂养。母乳喂养优点多，母乳中钙、磷比例为2:1，更适合孩子吸收，但维生素D含量低，因此，建议孩子出生后2周至1个月时开始给他添加鱼肝油和钙剂，可坚持到2～3岁。具体服用剂量应向儿科医生咨询。

让孩子多做户外活动，增强机体免疫力。

积极治疗原发病。

达人妈妈实战攻略

鱼肝油不能长期过量服用，否则会发生维生素D中毒。确实需加药治疗时，应遵医嘱服药。

营养性锌缺乏症

病因

锌是人体必需的微量元素之一，尽管它在体内含量很低，却起着非常重要的生理作用，如参与体内多种酶的合成、基因表达、稳定细胞膜、改善食欲、维持免疫功能、调节激素代谢等。本病多发生在6岁以下的儿童。

孩子摄入或吸收锌的量不足可能引起这种病；偏食，不爱吃肉、蛋的孩子易缺锌；营养不良恢复期对锌的需求量增多，此时如果没有注意补锌，则可能缺锌；长期呕吐、腹泻会影响锌的吸收。

由于各种原因，孩子的身体流失过多的锌。发生外伤、烧伤、溶血时，组织细胞被破坏，储存在肌肉细胞、红细胞内的大量锌可随体液流失。

其他因素也会导致孩子缺锌。如铅中毒时会影响锌的吸收。

症状

食欲下降或厌食 这是由于味蕾功能减退、味觉下降所致。

生长发育迟缓 锌缺乏会导致核酸和蛋白质合成减少，加之食欲下降，从而影响孩子生长发育。

智力也会受到影响 如理解能力、记忆力下降等，补锌后症状可明显改善。

机体免疫力下降 发生感染的概率增加，补充锌后腹泻和肺炎的发病率降低。

异食癖 缺锌的孩子喜欢吃墙皮、泥土、纸张等异物，临床称之为异食癖，补锌后会消失。

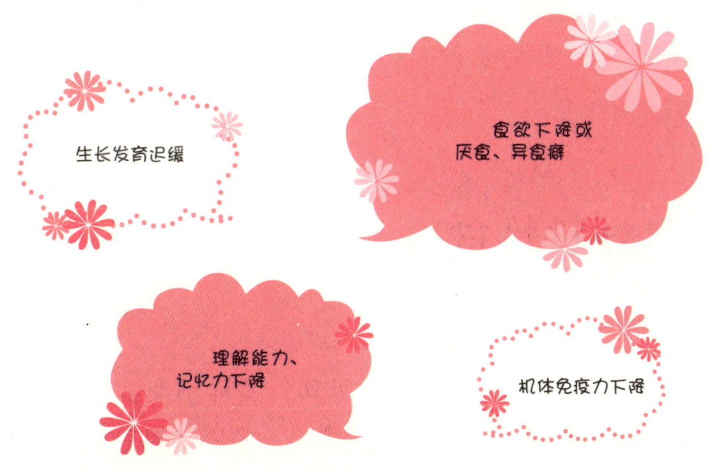

其他症状 孩子缺锌还可造成皮疹、口腔溃疡、白内障、性发育迟缓等问题，妈妈在怀孕时缺锌，胎儿生长发育就会受到影响，如低出生体重、早产、流产和畸形等。

妈妈怎么做

如果发现孩子有缺锌的症状，应及时带他去看医生，查明引起缺锌的原因，积极治疗原发病。

按照医生的嘱咐给孩子服用硫酸锌或葡萄糖酸锌等制剂。

帮助孩子养成良好的饮食习惯，不挑食、偏食。食欲不好的孩子可先给他吃易消化、有营养的流食或半流食，如牛奶、鸡蛋羹、加肉松的米粥、面条等，待食欲好转后，逐步添加鱼、肉、蛋、蔬菜、水果等，要循序渐进，不要贪多过量。

避免孩子呼吸道感染，尽量不去人多拥挤、空气污染的场所，也不要与感冒患者密切接触。

连续治疗一个月后应带孩子到医院复查血锌。

注意预防

提倡母乳喂养。母乳中初乳含锌量较高，锌利用率也较高，因此，母乳喂养对预防缺锌有利。如果采取人工喂养，可以给他喝强化了适量锌的配方奶。应该按阶段给孩子添加蛋黄、菜泥、瘦肉、鱼泥、猪肝等辅食。

坚果类食品含锌量也比较高，可以适量给孩子食用。

合理搭配孩子的膳食营养素，保证肉、蛋、鱼等占一定比例。

营养性缺铁性贫血

病因

营养性缺铁性贫血是小儿常见病，又称小细胞贫血，多见于6个月至3岁的婴幼儿，多数起病缓慢。病因是缺乏重要的造血物质——铁元素。

正常婴儿在6个月以前，其体内贮存的铁能满足生长发育所需，随着体重的不断增长，需要从外界摄入铁元素，若未及时添加辅食或添加的少，就会发生缺铁性贫血。

早产孩子体内贮存的铁很少，所以更易发生贫血。

较大儿童若有挑食、偏食等不良习惯就容易出现缺铁性贫血。

某些长期失血性疾病，如胃肠道畸形、鼻衄、肠息肉或溃疡病等，也会出现缺铁性贫血。

长期腹泻、呕吐、肠吸收不良等疾病，会妨碍铁及其他营养素的吸收而引起贫血。

需说明的是，妈妈在孕期患缺铁性贫血时，孩子不一定患缺铁性贫血。

症状

皮肤黏膜逐渐苍白 以皮肤、口唇、口腔黏膜、眼结膜、手掌和指甲最为明显。

疲乏无力、烦躁不安、精神不振 较大孩子可见头晕、眼花、耳鸣、注意力不集中、理解力下降、记忆力减退等。

消化系统症状 食欲减退，少数有异食癖，如喜食泥土、墙皮、煤渣等，常伴有腹泻、呕吐等。还可出现口腔炎、舌炎或舌乳头萎缩。

肝、脾轻度肿大 年龄越小，贫血越重，病程越久，肝脾肿大越明显。

心脏症状 严重贫血的孩子常有心脏扩大，活动后易出现心悸、气急等症状，需要卧床休息，必要时还需要吸氧。

合并感染 最多见呼吸道感染，可诱发心力衰竭。

妈妈怎么做

合理喂养。提倡母乳喂养，母乳中铁含量虽然不够，但吸收率较高。若不能母乳喂养，可选用强化铁配方奶喂养。及时、科学地给孩子添加辅食，先从小量开始，循序渐进，避免消化不良。1岁的孩子可给予蛋类、菜泥、动物肝和肉末等辅食。

孩子抵抗力弱，要注意预防感冒，如果孩子生病，要注意加强护理。

纠正孩子不良饮食习惯，教育孩子不要挑食、偏食，尽量少吃零食，吃饭时不要边吃边玩。

营养搭配要合理，给孩子吃富含铁质、维生素C和蛋白质的食物。含铁量高的食物有黑木耳、海带、动物血和肝脏等，其次为肉类、豆类、蛋类和绿叶蔬菜，乳类中含铁量少。

适量补充铁剂。铁剂最好在两餐之间服用，既可减少对孩子胃黏膜的刺激，又有利于铁的吸收。维生素C可使三价铁还原成二价铁，使其更易被肠道吸收，因此要同时服维生素C。应避免与牛奶、茶或咖啡一起服用，以免影响铁的吸收。

积极治疗孩子胃肠道畸形、肠息肉、慢性腹泻等疾病，消除慢性失血或影响铁吸收的病因。

注意预防

应多了解儿童保健知识，定期带孩子做体检。

在孕期应多吃含铁丰富且易于吸收的食物。怀孕35周以后，可预防性口服硫酸亚铁和维生素C。

早产儿、双胞胎和低体重儿更易发生缺铁性贫血，应及早给予铁剂预防，早产儿要从3个月起补充铁剂。

辅食的添加：如果采用人工喂养，3个月时应加喂果汁水或鲜菜汁；4～5个月时加喂蛋黄、鱼泥或动物血等；7个月时加喂肝泥、肉末、红枣泥等。如果孩子足月生产，那么从4个月起应给他补充铁剂，以加强预防。

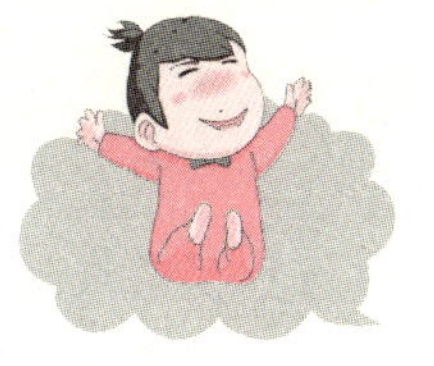

传染性疾病

> 传染性疾病具有传染性、有免疫性、可预防性、有病原体等特征。

水痘

病因

引起水痘的病原体是水痘－带状疱疹病毒 (VZV)，其传播途径是接触传染或飞沫传染，即通过日常用品、玩具的接触或经口鼻吸入传染给其他孩子。

带状疱疹的病原体也是该病毒，成人感染带状疱疹后接触孩子，孩子也可能发生水痘。

症状

发热 发病时可能有低热、头疼、全身乏力等症状。

出疹 水痘发病很急，发病当天或第2天开始出疹。皮疹依次从躯干、头部、面部、四肢出现，一开始不高出皮肤，数小时后变为高出皮肤的丘疹，逐渐变成透明饱满的水疱，然后变浑浊，再变为干瘪的水疱。1 ~ 2天后，干枯结痂，几天后痂落，不留疤痕。发病至痊愈为1 ~ 3周。

瘙痒 在出疹和水疱阶段，会出现剧烈瘙痒。结痂以后，瘙痒和发热便会消失。

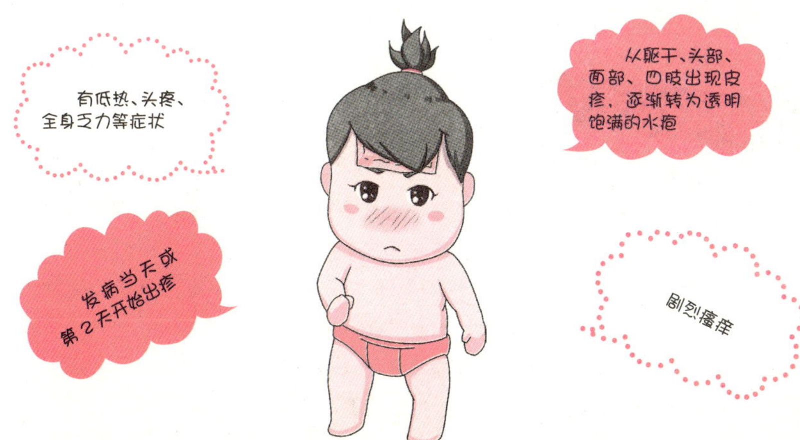

妈妈怎么做

患了水痘的孩子一经确诊，要立即在家隔离，直至水疱全部结痂。

孩子发热时要让其安静休息，吃营养丰富且易消化的食物，要多喝开水和果汁。出疹和水疱时，由于瘙痒，孩子会想抓挠，注意不要让孩子抓破疱疹，以免感染或留下疤痕。应该把孩子的指甲剪短，并保持手部清洁。必要时可以给孩子戴一副手套。

如果疱疹破了，可在疱疹上涂1%的紫药水，如有化脓，可涂抗生素软膏。

孩子的寝具要勤换勤晒，衣服要清洁宽松，不要给孩子穿过紧的衣服和盖过厚的被子，以免过热引起疹子发痒。

有的孩子可能并发肺炎、脑炎等，如发现孩子高热不退、咳喘，或呕吐、头痛、烦躁不安、嗜睡等，应立即就医。

注意不要一味地给孩子吃加速发疹的药，这样会使病情加重，孩子会感到奇痒难忍。

让孩子多喝开水或果汁、绿豆汤等，给孩子吃容易消化并且营养丰富的流质及半流质食物，不要给他吃油腻、辛辣等刺激性食物及香菜、海产等容易诱发疾病的食物。

注意预防

注意隔离，有接触史者，可予维生素B_{12}500微克一次或分数次肌内注射，可起到预防效果。

避免让孩子与患水痘的小朋友接触，他们用过的玩具也应消毒后再给孩子玩。

达人妈妈实战攻略

如果孩子正在使用肾上腺皮质激素治疗其他疾病，或患有比较重的湿疹或其他皮肤病，以及伤口面积较大，则必须避免与患水痘的小朋友接触。因为这些孩子如果传染上水痘，病情可能很严重。

对于大多数孩子来说，水痘本身属于良性疾病，不会对孩子的健康构成威胁，但若治疗、护理不当可能留下褐色斑痕或出现脱屑。一些患病的孩子使用激素后可能变成出血性水痘或继发细菌感染，产生严重后果。病重者的呼吸系统、消化系统及脑部会受影响，甚至直接导致死亡。

麻疹

病因

麻疹是由麻疹病毒引起的急性呼吸道传染病，多见于6个月至5岁的孩子，冬春季发病率比较高，并且传染性很强，未患过麻疹的孩子普遍易感，感染麻疹后获得终生免疫。

病原体是麻疹病毒，麻疹病毒为RNA病毒，存在于患病孩子的鼻咽分泌物、血液和尿液中。

麻疹患儿是唯一的传染源，传播途径是呼吸道飞沫传染，因此，同室居住且接触密切者很容易感染。

儿科医生温馨提醒

麻疹发病年龄多在6个月以上，6个月以下发病率低。麻疹的预后与年龄有关，婴幼儿时期最易合并肺炎，原有营养不良或佝偻病的婴儿发生麻疹肺炎，往往病情危重。而轻症肺结核患儿感染麻疹，可引起严重的粟粒性肺结核和结核性脑膜炎。有免疫缺陷的孩子感染麻疹时更危险。患肾病综合征、哮喘或湿疹的孩子发生麻疹，原有症状往往暂时减轻。主要合并症有肺炎、喉炎、脑炎、中耳炎等。

症状

典型麻疹临床分为四期：

潜伏期 一般为10～12天。

前驱期 多为3～4天，主要症状为高热，体温多在39℃以上，伴有咳嗽、喷嚏、畏光、流泪等症状。发热2～3天后，口腔颊黏膜第一臼齿处可出现麻疹黏膜斑(柯氏斑)，特点为灰白色斑点、直径0.5～1毫米、数目可多可少、周围有红晕环绕，有人形象地将其描述为“胡椒面撒在红布上”。柯氏斑为麻疹所特有的体征，对早期诊断起决定性作用，出疹后2～3天此斑消失。

出疹期 皮疹一般在发热的第4天出现，典型的顺序为：先见于耳后和发际，自上而下波及面部、颈部、躯干和四肢，最后达手、脚心，2～5天疹子出齐。皮疹初为玫瑰色斑丘疹，大小不等，此后部分融合而呈暗红色，压之褪色，疹间皮肤颜色正常。出疹后体温不退甚至更高，可达 40℃，呼吸道症状加重，此时最容易发生肺炎。

恢复期 皮疹出齐后，病情逐渐减轻，体温常在 1 ~ 2 天降至正常。皮疹按出疹顺序逐渐消退，出现糠屑样细小脱屑，留有棕褐色色素沉着。

不典型麻疹有以下几种类型：

轻型麻疹 常见于接种过疫苗的孩子。其表现为体温不高、上呼吸道症状轻、柯氏斑不明显、皮疹稀疏、色淡、无色素沉着、并发症少。

重型麻疹 多见于营养不良、免疫功能低下或本身有严重感染性疾病的孩子，感染中毒症状严重，表现为高热不退、神志障碍、抽搐、皮疹密集、融合成片、出血性皮疹或休克等。

高热，体温多
在 39℃以上
柯氏斑
从上至下出疹，
初为玫瑰色斑丘疹，
后呈暗红色
呼吸道症
状加重

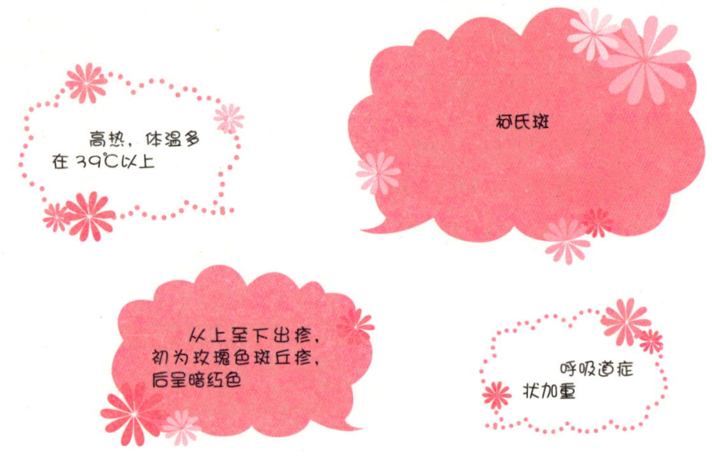

妈妈怎么做

孩子体温若不超过 39℃，一般不给予退热药，这样有利于快速出疹，可多饮温开水，不要用酒精擦浴或大剂量药物退热。若体温持续超过 39℃，可予小剂量退热药。

保持皮肤黏膜的清洁卫生。在室温适宜的情况下，可用温水为孩子洗脸、擦身。眼口鼻黏膜分泌物中含有大量病毒，要及时清除。可用淡盐水漱口以保持口腔清洁；鼻腔分泌物容易结痂，可用湿润的棉棒擦除后涂以石蜡油或食用油；眼分泌物增多时常把眼封住，可先用温湿毛巾温敷，再轻轻擦净，结膜充血可予 0.25% 氯霉素眼药水点眼或金霉素眼药膏涂抹。

保持室内空气新鲜湿润。通风换气可以达到空气消毒的目的，避免让孩子直接吹风。室温不宜过高，避免忽高忽低。

让孩子卧床休息，直至皮疹消退。保持室内安静，为孩子创造一个良好的休养环境。

孩子的饮食最好是清淡、易消化的流食或半流食。多让孩子喝水或热汤，有利于将身体内的毒素排出和退热，还可以促进血液循环，使皮疹容易发透。

孩子的衣服、被褥、玩具等在室外晒1 ~ 2小时，即可达到消毒目的。孩子的鼻咽分泌物和痰液含有病毒，用一般消毒剂就可杀灭。

将孩子隔离，以避免传染给别的小朋友，隔离时间通常为5天，有并发症的需延长至10天。

注意预防

对麻疹患儿要做到早发现、早隔离、早治疗。在此疾病流行季节，幼儿园或学校等地方应加强晨间检查。有接触史的易感儿，应隔离观察3周。若孩子接种过麻疹疫苗，则应延长到4周。

切断传播途径：室内要经常通风，有条件的可用紫外线照射消毒，此疾病流行期间应减少外出机会，避免与麻疹患儿接触。

保护易感人群：婴儿8个月时接种麻疹疫苗。若5天以内接触过麻疹患儿，可肌内注射丙种球蛋白。

风疹

病因

风疹是儿童常见的一种较轻的病毒性传染病，多发生在冬、春季节，1 ~ 5岁的孩子较多见。风疹的传染性没有麻疹强，但在幼儿园或小学校内可引起流行。

病原体是风疹病毒，患者和病毒携带者是主要传染源。出疹前1周至出疹后5天患儿鼻咽分泌物中都可分离出风疹病毒。

其传播途径为经口、眼或鼻分泌物直接传染或经呼吸道飞沫传染。

症状

因疹子细小如沙，故又被称为风痧，临床表现分为四期：

潜伏期 一般为 14 ~ 21 天，平均 16 ~ 18 天。

前驱期 此期较短，约半天至 1 天，表现为感冒症状，如头痛、咽痛、咳嗽、流涕、呕吐或结膜炎等，体温通常在 38℃ ~ 39℃，持续 1 ~ 2 天者最多。

出疹期 发热 1 ~ 2 天后出现皮疹，先出现在面部、颈部，一天内迅速波及躯干和四肢，而手心、脚心大都无皮疹，有轻微瘙痒，常有耳后、枕部淋巴结肿大。其疹形细小，大小为 2 毫米左右，分布均匀，疹色淡红，稍微突起，类似麻疹或猩红热的皮疹特点，有人将风疹描述为“一日似麻疹，二日似猩红热，三日即退疹”，故风疹又称“三日疹”。

恢复期 皮疹多在 3 ~ 5 天消退，可见麸糠样脱屑，无色素沉着。体温正常，肿大淋巴结迅速消退。

早期血清风疹病毒抗体阳性，血常规白细胞减少，分类以淋巴细胞为主。风疹感染后可获得终生免疫。

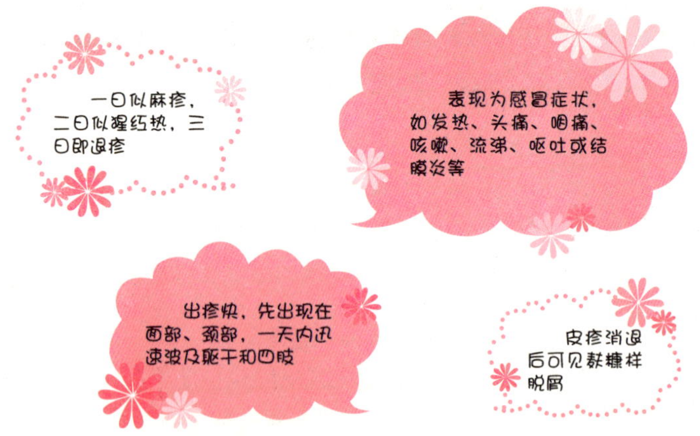

妈妈怎么做

这种病没有特效的治疗方法，主要是对症处理和加强护理，也可以在医生的指导下给孩子服用清热解毒的中成药，如复方蓝芩口服液、抗病毒口服液等。如果孩子发热可采取物理方法退热或药物降温。

给孩子吃清淡、易消化的半流食，如小米粥、豆浆、挂面汤等。让孩子多吃水果和蔬菜以补充维生素。多给孩子喝温开水。

让孩子多休息，保持皮肤和口腔的清洁卫生。皮肤瘙痒时，可用炉呋洗剂搽涂；如果孩子咽痛，可用淡盐水或复方硼砂溶液漱口。

开窗通风，保持居室空气新鲜。孩子的被褥、衣服、玩具等要在户外曝晒消毒。

一般出疹后 5 天就不需要再隔离，因为这时已无传染性。

注意预防

主要是接种风疹减毒活疫苗。目前，这种疫苗尚未列入儿童计划免疫中，可单独接种或与麻疹、腮腺炎疫苗联合接种。有免疫缺陷病、长期补充激素、抗代谢治疗、长期发热等情况的孩子，不应进行疫苗接种。

如果未患过风疹的孩子与风疹患者有过接触，最好 3 周内不要去公共场所。

达人妈妈实战攻略

风疹预后良好，并发症很少见，偶见扁桃体炎、支气管炎、肺炎、肾炎或脑炎。但是，如果准妈妈在怀孕早期感染风疹，风疹病毒可通过胎盘感染胎儿，造成胎儿畸形，如白内障、耳聋、先天性心脏病或生长发育障碍等，临床称为先天性风疹综合征。

幼儿急疹

病因

幼儿急疹又称婴儿玫瑰疹，是婴幼儿时期一种常见的急性出疹性疾病。多于冬春季发病，6 ~ 18 个月的小儿发病率最高，感染后可获得永久性免疫。本病预后良好，并发症少，偶见中耳炎。

病原体是人类疱疹病毒 6 型。

多为散发，偶尔可能流行，传染性不强。

症状

主要特点是发热 3 ~ 4 天，热退后全身出现皮疹，并很快消退。简言之即热退疹出。

高热后出现玫瑰色斑丘疹。潜伏期为 1 ~ 2 周，平均 10 天左右。起病急，无前驱症状，突发高热，大多数体温达到 39℃~ 41℃，孩子体温虽然高，但一般情绪良好，这与其他高热病表现不同。持续 3 ~ 4 天后突然降至正常，退热时出现不规则的玫瑰色斑丘疹，直径 2 ~ 5 毫米，周有浅色红晕，压之褪色。最初见于颈部和躯干，很快波及全身，以腰、臀部较多，头、额、颈、上臂等处次之，面部、肘、膝以下极少。皮疹于 1 ~ 3 天内全部消退，无脱屑和色素沉着。耳后和枕后淋巴结轻度肿大。

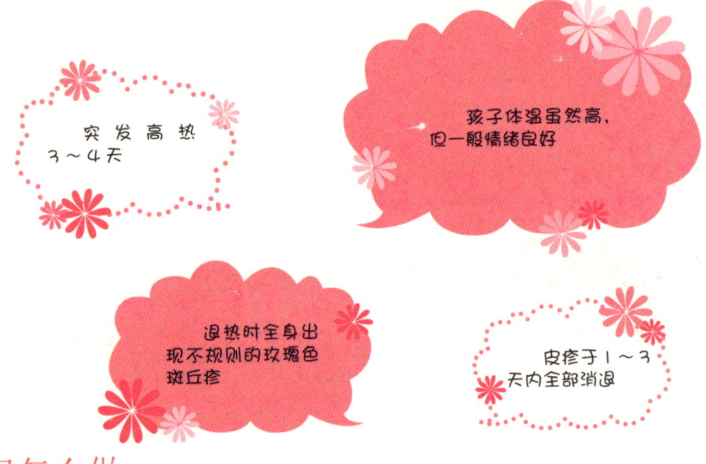

妈妈怎么做

幼儿急疹主要采用对症治疗，高热时要按医生要求给孩子服退热药，以免出现惊厥。孩子高热期间体内水分流失较多，应多让孩子喝水。发热的时候可以采用冰枕、温水擦身等物理方法降温。一旦孩子出现精神活力变差或者惊厥，就要立即就医。

患病期间，要让孩子多卧床休息，注意隔离，防止交叉感染。出疹期间不要用肥皂水擦洗疹子，要按照医生的要求准时、定量服药。

让孩子多喝水，吃营养丰富、易消化的流质、半流质食物，适当摄取富含维生素的食物。

注意预防

预防幼儿急疹关键在于避免与患儿接触。

由于其传染方式可能为飞沫传染，所以在发病高峰期，应减少孩子外出次数，并避免到人多的地方，以防被传染。

手足口病

病因

手足口病是一种由病毒感染引起的急性传染病，多见于4岁以下的儿童，夏季发病居多。本病病程较短，一般在1周内痊愈。

在患儿的水疱液、咽部分泌物或粪便中可分离出病毒，主要是柯萨基A型病毒。

传播途径是消化道或呼吸道传播，尤其可通过污染的玩具和生活用品传播。

症状

主要表现为口腔炎和手足皮疹。

潜伏期 为4～7天，先有低热、流口水、食欲下降等表现，随后在舌、颊黏膜、硬腭或齿龈等部位出现小米粒大小的小水疱，水疱马上破裂形成溃疡。

手足皮疹 可同时或先后出现，手脚居多，掌背均有，也可见于臂、腿。皮疹呈斑丘疹，后转为疱疹，数目少的几个，多则几十个，皮疹消退后无斑痕或色素沉着。

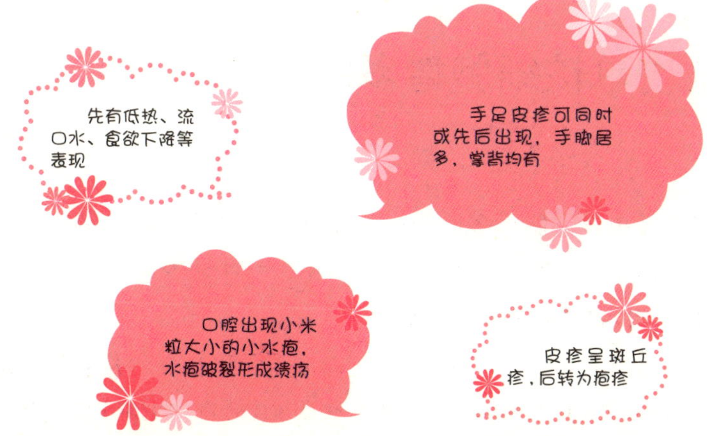

妈妈怎么做

应采取隔离措施，直至皮疹完全消退，并让孩子遵医嘱口服抗病毒药。

对孩子的日常用品，如玩具、餐具等严格消毒，可用 84 消毒液等进行擦拭。

注意孩子口腔卫生，进食后用淡盐水漱口。口腔溃疡的孩子可征求医生意见后外用金因肽，以促进溃疡愈合。

帮助孩子保持皮肤清洁，可外用炉呋洗剂或炉甘石洗剂止痒。

孩子发热期间应保证他有足够的休息，多喝水。可以适量地喝口服补盐液和益生菌(如妈咪爱等)，多吃新鲜水果和蔬菜，如西瓜、橙子、梨等，以补充维生素。

孩子饮食宜清淡、易消化，如稀饭、米汤、牛奶和面片等，忌辛辣油腻的食品。

孩子痊愈后 1 周内不要带他去公共场所，以避免再次感染。

注意预防

帮助孩子养成良好的饮食卫生习惯。饭前便后要洗手，家里要经常开窗换空气。

家里的水杯、毛巾、餐具等物品要专人专用。

在疾病流行季节，幼儿园或小学校等要注意防范本病。

传染性单核细胞增多症

病因

传染性单核细胞增多症是一种儿童较常见的急性传染病，但传染性不强，临床以学龄前和学龄儿童多见，一年四季均可发病。本病若无并发症，自然病程为 2 ~ 3 周。

本病是由 EB 病毒（1964 年，由 Epstein 和 Barr 等从非洲儿童恶性淋巴瘤的细胞培养中首先发现，故命名为 EB 病毒，EB 病毒属疱疹病毒，为双链 DNA 病毒。）感染引起的。

传染方式大多为直接接触，病毒经口咽侵入人体后，在局部淋巴结内繁殖复制，并进入血液形成病毒血症，进一步侵犯肝、脾、肾、淋巴结、心肌、肺、中枢神经等多个器官和系统。

症状

患病时，有的患儿有明显临床症状，有的患儿没有临床症状而呈隐性感染。

发热、咽峡炎 起病多较急，年龄越小症状越不典型，患儿均有发热，体温多为高热。年龄大一点的患儿常会告诉你他的嗓子疼，去医院检查身体可见咽部和扁桃体充血，扁桃体肿大，且覆有脓性分泌物。

皮疹 皮疹并不是每个患儿都有的症状，形态多样，多呈斑丘疹，或猩红热样皮疹，皮疹一般持续 3 ～ 7 天。

肝脾和淋巴结肿大 淋巴结肿大为本病的特征之一，以颈淋巴结肿大最常见，腋窝、肘、腹股沟部亦可触及，淋巴结消退慢。在病初可触及脾脏 1 ～ 3 厘米，质软。

妈妈怎么做

发现孩子有发热、皮疹等症状时应及时带孩子就医。

孩子患病期间应卧床休息，避免剧烈运动，待病情稳定后再适当活动。

若孩子发热体温达到 38.5℃，应给予药物退热处理，并让孩子多喝温开水。

加强孩子的口腔护理，可用淡盐水漱口。

饮食方面，应该让孩子吃易消化、有营养的半流食。

注意让孩子与其他小朋友隔离，以防止传染给别的小朋友。

注意预防

孩子应加强身体锻炼，增强机体抗病能力。

居室经常通风换气，保证阳光充足。

应让孩子避免接触各种感染病患者。

达人妈妈实战攻略

本病治疗一定要彻底，出院后还要服用2～3周的抗病毒药，需门诊复查。慢性EB病毒感染可造成肝脾肿大、淋巴结肿大、贫血、黄疸等症状，甚至发展成淋巴瘤，因此，后期巩固治疗也很重要。

流行性腮腺炎

病因

流行性腮腺炎俗称“痄腮”，是一种以腮腺的非化脓性肿痛为特征的急性呼吸道传染病，一年四季均可发病，以冬春季为发病高峰。此病多见于3～6岁的儿童，在儿童集体机构中可引起流行。

病原体是腮腺炎病毒。主要通过飞沫传染。从腮腺肿前7天至腮肿消失，均有传染性。人类对腮腺炎病毒普遍易感，在一次感染后，可获得终身免疫，有的孩子得过两三次腮腺炎，则可能是其他病毒、细菌所致。

症状

主要表现为一侧或两侧耳垂下肿大 以耳垂为中心，向前、后、下方发展，状如梨形，边缘不清；局部皮肤发亮但不发红，触摸时感觉坚韧有弹性，表面发热，有轻微触痛感；说话、咀嚼（尤其进酸性饮食）时会刺激唾液分泌，导致疼痛加剧。

病程长 潜伏期为14～21天，平均为18天。整个过程为6～10天，最长达2周。

发热 发热持续3～7天，长者达2周，20%患儿体温可正常。

一侧或两侧耳垂下肿大，以耳垂为中心，向前、后、下方发展，状如梨形
发热
多见于3～6岁的儿童，整个病程为6～10天，最长达2周
说话、咀嚼（尤其进酸性饮食）时疼痛加剧

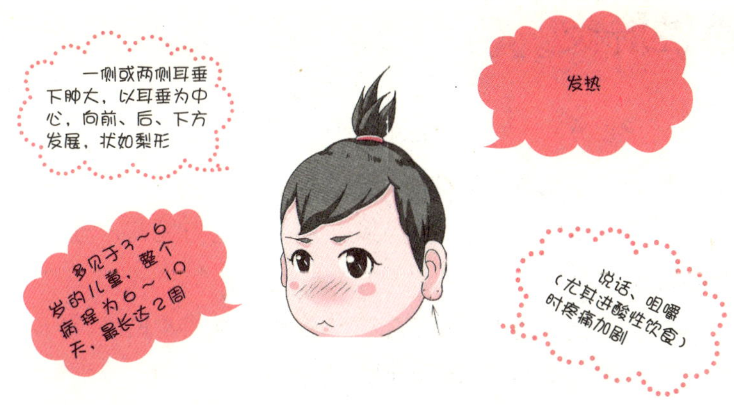

妈妈怎么做

发现病状后，要将孩子隔离起来，并让孩子卧床休息，直至腮腺肿胀完全消退。如果发热达到 39℃以上，应该立即带孩子就医。如果是中高热，可以在家用冷敷和温水、酒精擦浴等物理方法降温。

要注意随时对孩子用过的餐具、毛巾等进行消毒。特别注意口腔卫生，饭后和睡觉前后要让孩子用淡盐水漱口或刷牙，以免继发细菌感染。

在让孩子多喝水的同时，可让孩子多喝板蓝根冲剂等抗病毒中药饮品。

最好给孩子吃流质或软食，这样孩子可以少张嘴，减少疼痛。同时避免酸性食物，如鱼类、肉类、糖类等，以减少对唾液腺的刺激，减缓疼痛。

注意预防

及时带孩子注射疫苗。麻风腮三联疫苗现已推广使用，初种年龄为 1 岁。

在腮腺炎流行的季节，要减少外出，避免到人多的场所，外出时给孩子戴上口罩，避免传染。同时需要注意室内通风，保持空气清新。

有接触史的儿童可服中成药，如板蓝根冲剂、清热解毒口服液，预防发病。

病毒性肝炎

病因

病毒性肝炎是儿童常见的传染病之一，肝炎病毒传染性较强，在我国流行面广，儿童发病率较成人高，各年龄均可发病，对儿童生长发育影响较大。

病因包括肝炎病毒和其他病毒(如巨细胞病毒、EB病毒等)，本书主要讨论肝炎病毒感染，已发现肝炎病毒分为7种，分别为甲型肝炎病毒(HAV)、乙型肝炎病毒(HBV)、丙型肝炎病毒(HCV)、丁型肝炎病毒(HDV)、戊型肝炎病毒(HEV)、已型肝炎病毒(HFV)和庚型肝炎病毒(HGV)，其中HFV尚未分离成功。HBV属DNA病毒，其余几种病毒均属RNA病毒。

传染源均是各型肝炎患者或病毒携带者，传播途径也有所不同，甲型和戊型肝炎主要通过粪—口途径传播，包括日常生活接触、水源污染和食物传播。乙型肝炎可通过输血或血制品、注射、母婴传播以及性接触等多种方式传播。丙型肝炎主要通过输血或血制品、血液透析、器官移植、注射吸毒等方式传播。丁型肝炎则通过输血或血制品传播，与乙肝相似。

各型肝炎之间无交叉免疫，换句话说，患一种肝炎后还可能再患另一种肝炎。

症状

各型肝炎起病可急可缓，症状轻重不一，有的出现黄疸，而有的则无黄疸，但各型肝炎均应有肝脏肿大的表现，可伴有乏力、食欲减退、厌油腻、恶心、呕吐、腹胀、右上腹不适等症状。

甲型和戊型肝炎 甲型和戊型肝炎起病较急，病前有饮食方面的因素，临床以黄疸型肝炎多见，初期有发热、乏力、食欲减退、厌油腻、恶心、肝区不适等症状，数天后皮肤和巩膜开始出现黄染，颜色逐渐加深，尿色深黄，大便颜色呈灰白色。查体可见肝脏增大，有压痛，部分患儿脾脏轻度增大。黄疸达高峰后，消化道症状逐渐减轻，食欲好转。进入恢复期后，黄染逐渐消退，增大的肝脏开始回缩，尿色恢复正常。黄疸型肝炎的预后大部分是好的，极少数呈暴发性肝炎的症状，可见于甲肝和乙肝。

儿科专家温馨提醒

暴发性肝炎是指急性黄疸性肝炎起病 10 天后病情急剧恶化，迅速出现精神、神经症状，如性格改变、过度烦躁、食欲亢进或嗜睡，以至昏睡、谵妄、昏迷、抽搐等，还可合并内脏出血、脑疝、休克、肝衰、肾衰等危重症候。

乙肝、丙肝、丁肝 多呈慢性肝炎的经过，慢性肝炎的病史均在半年以上，慢性肝炎分为两种，慢性迁延性肝炎（慢迁肝）和慢性活动性肝炎（慢活肝），从临床上常不易区分，可有反复出现的黄疸、肝大或肝脾大、食欲不振、腹胀、营养欠佳、面色发黄等表现，因体内雌激素灭活减少，还可有肝掌、蜘蛛痣等体征。慢性活动性肝炎后期可导致肝硬化，表现为肝脏缩小、质地变硬、脾脏增大、腹壁静脉曲张和腹水。

己型肝炎和庚型肝炎 己型肝炎临床报道不多，可能与缺乏特异性的检测手段有关。庚型肝炎可单一感染，也可与其他肝炎病毒重叠感染，临床多无黄疸，可表现为肝功转氨酶的升高，呈慢性肝炎的经过。

妈妈怎么做

一旦孩子得了肝炎应积极治疗。

患急性肝炎的孩子要充分休息，避免剧烈运动，待黄疸消退且症状减轻后逐渐增加活动。慢性肝炎如出现黄疸，应让孩子卧床休息，避免过度劳累。

孩子的饮食应做到“三高一低”，即高糖、高蛋白质、高维生素和低脂肪。可选瘦肉、鸡蛋、奶、豆制品、蔬菜、水果等，适量进食，不宜暴饮暴食。若孩子进食少或呕吐明显，则请医生适量补液。

患病孩子的个人生活用品要单独使用，并定期消毒。

注意预防

切断传播途径，加强饮用水和环境的管理。幼儿园应实行分餐制；严格消毒毛巾、口杯、玩具、食具、便器等物品；养成饭前用流动水和肥皂水洗手的习惯等。

保护易感染人群，普及预防接种。乙肝疫苗已列入计划免疫，接种时间为生后即刻、生后 1 个月和生后 6 个月。丙、丁、戊型肝炎尚无疫苗。与甲肝患者密切接触的孩子，可在两周内注射胎盘球蛋白或丙种球蛋白，短时间内可起到保护作用。乙肝免疫球蛋白是一种含有纯化的 HBsAb 的特异性高效免疫球蛋白，主要用于阻断母婴传播和保护意外暴露者，若妈妈 HBsAg 和 HBeAg 阳性，给新生儿生后联合应用乙肝疫苗和乙肝免疫球蛋白，保护率可达 90% ~ 95%，效果很好。

猩红热

病因

猩红热是一种急性呼吸道传染病，多发生于冬春季节，以 2 ~ 10 岁的儿童多见。可能并发中耳炎、肺炎、风湿性关节炎、心肌炎、急性肾小球肾炎等严重疾病。

病原体是 A 组 β 溶血性链球菌，病原菌存在于患者或带菌者的鼻咽部。

此病通过呼吸道飞沫传播。

症状

临床以发热、咽痛和猩红色皮疹为主要特征，中医称之为“烂喉痧”。

高热、咽痛 体温在 38℃ ~ 40℃，伴寒战、头痛、咽痛，查体可见咽部充血、扁桃体红肿，或有脓性渗出物。

杨梅舌 舌质红，舌乳头红肿如杨梅状，医学上称之为“杨梅舌”。

猩红色皮疹 颈部及颌下淋巴结肿大且有压痛，软颚处有细小密集红疹或细小出血点等黏膜疹。起病 24 小时后开始出现皮疹，首先见于腋下、腹股沟和颈部，24 小时内遍及全身。皮疹呈弥漫性针尖大小的猩红色丘疹，摸之有砂纸样感觉，压之褪色，有瘙痒感，疹间皮肤潮红。皮肤皱褶处，如腋窝、肘部及腹股沟等处皮疹密集，夹杂出血点，形成紫红色线条，医学上称之为“帕氏线”，患儿面部弥漫性潮红，没有皮疹，但口周显得苍白，称之为“口周苍白圈”。此期体温最高，而感染中毒症状也较重。体温约在第五天降至正常，皮疹按出疹顺序开始消退，持续 2 ~ 4 天。

脱皮 起病后 1 周出现糠屑样脱屑，重的表现为脱皮，皮疹出的越多，脱屑越明显，首先见于面部，其次是躯干，然后到四肢和手足，持续 2 ~ 4 周，不留有色素沉着。

体温在 38℃~40℃，
伴寒战、头痛、咽痛
猩红色皮疹
杨梅舌
出现糠屑样脱屑，
重的表现为脱皮，皮疹
出的越多，脱屑越明显

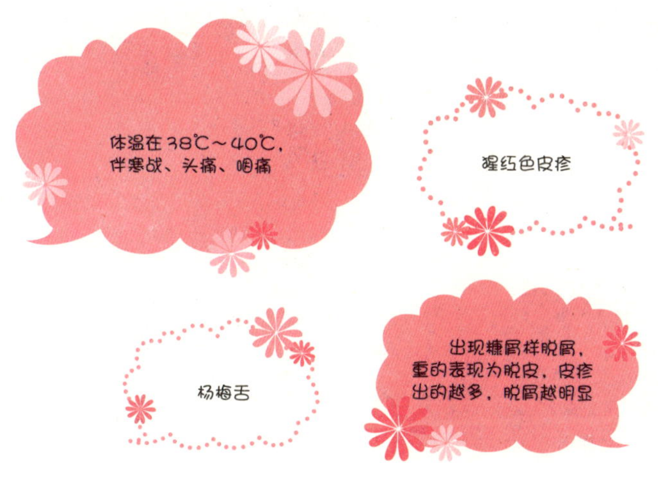

妈妈怎么做

让孩子卧床休息，经常开窗通风换气。

给孩子清淡、易消化的流食或半流食，让他多喝温开水，这样有利于排出细菌和毒素。

保持孩子口腔清洁，可用淡盐水漱口，每天数次，防止咽峡部炎症扩散。

注意孩子的皮肤护理，如果皮肤瘙痒，可外用炉呋洗剂或炉甘石洗剂止痒；若继发感染，可用 75% 的酒精棉球涂抹消毒；大片脱皮时不要用手强行剥离，以免感染，而应由专业护士处理。

注意隔离。应将孩子隔离，直至症状消失。隔离期限应从发病之日起，不少于7天。

这种病通过呼吸道飞沫传染，所以照顾孩子的人应该戴上口罩，并且及时漱口，以预防传染。孩子在家休息时，不要与其他儿童接近。

注意安抚孩子情绪。

要随时观察孩子的病情，注意他是否出现并发症的情况。出疹期要注意孩子有无心慌、气短、脉搏加快甚至呼吸困难等症状，以便及时发现并发症。

注意预防

平时应带孩子加强身体锻炼，增强机体抗病能力。

体弱或免疫功能低下的孩子如果曾密切接触患者，可肌内注射青霉素预防。

保持室内空气清新，经常开窗通风。

小儿结核病

病因

小儿结核病是由结核杆菌引起的慢性传染病。

结核杆菌又称结核分支杆菌，用苯胺类染色后，不易被酸性脱色剂脱色，故也称为抗酸杆菌。结核杆菌分为4型，即人型、牛型、鸟型和鼠型，对人有致病力的主要是人型，其次是牛型。结核杆菌抵抗力较强，在阴暗潮湿处可存活半年。

传染源主要是成人患者，尤其是家庭内传染较为常见，传播途径主要为呼吸道飞沫传染，其次是消化道传染和经胎盘垂直传染，儿童为结核病的易感人群。

感染后是否发病与孩子年龄、接触情况、免疫功能和易感性有关，大龄儿童的免疫功能逐渐接近成人，感染结核菌后仅表现为带菌状态，而无结核病灶，但婴儿免疫功能较低，感染后结核菌可迅速侵入血流而播散到全身，因而病情严重。儿童对结核杆菌的易感性与遗传因素有关。

症状

临床最多见的是肺结核，可分为三种类型：原发性肺结核、血行播散性肺结核和继发性肺结核。

原发性肺结核 又称儿童型肺结核，是结核菌初次侵入人体后发生的原发感染，也是小儿肺结核的主要类型。

临床表现轻重不一，有的可全无症状，有的可有发热，呈不规则低热或高热，伴盗汗、乏力、消瘦、咳嗽等结核中毒症状，还可有疱疹性结膜炎、结核性红斑等过敏症状。淋巴结肿大可压迫周围组织，出现声音嘶哑、痉挛性咳嗽、呼吸困难等表现。胸片典型表现为哑铃状阴影。

继发性肺结核 发病初期一般无明显症状。病变逐渐进展时，可出现疲乏、倦怠、精力减退、食欲不振、消瘦、失眠、微热、盗汗、心悸等结核中毒症状。但大多数患儿因这些症状不显著而往往察觉不到。如病变不断恶化，活动性增大，才会出现常见的全身和局部症状，如发热、胸痛、咳嗽、吐痰、咯血等。

血行播散性肺结核 是结核杆菌播散入血所致。多数起病较急，临床称为急性粟粒型肺结核。其发病与小儿的高度过敏状态有关。患病年龄多在 3 岁以下。

主要表现有高热、寒战、咳嗽、呼吸急促、口周发青等症状。还有的表现为抽搐、皮肤粟粒疹、紫癜、消瘦、营养不良等。约半数孩子可出现全身淋巴结和肝脾肿大。小婴儿体征不明显，肺内往往听不到干湿啰音，最易合并结核性脑膜炎 (结脑)。约 1/3 患儿眼底检查可见特异性的粟粒结节。胸片可见密度均匀的粟粒结节。若能及时治疗，其预后良好。

肺外结核病 结核病可累及全身多个器官，如肾、肠道、骨、关节、脑膜、胸膜、腹膜或外周淋巴结等，临床称为肺外结核病。

结核感染 小儿结核病还包括结核感染，它是指体内有结核菌存在

(PPD 阳性)，但无结核中毒症状和明确的结核病灶，若不治疗会发展成肺结核。

原发性肺结核：发热、盗汗、乏力、消瘦、结核性红斑、咳嗽，呼吸困难
血行播散性肺结核：高热、寒战、咳嗽、呼吸急促、口周发青等症状
结核病可累及全身多个器官
结核感染：有病菌无症状，无明确病灶，不治疗会发展成肺结核

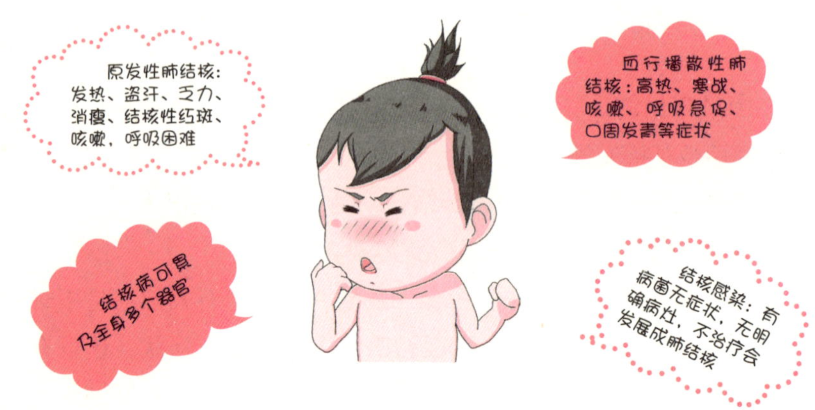

妈妈怎么做

一旦发现孩子有结核病症状，不论病情轻重，应立即带孩子去医院进行治疗。

注意隔离，避免与其他小朋友接触。孩子的餐具要煮沸消毒，分泌物和排泄物要消毒处理。护理孩子的人应加强自身防护，戴口罩。

患病孩子应卧床休息以保持体力，无明显症状的孩子可适当室外活动和加强锻炼。

室内应经常通风，保持空气新鲜，温湿度适宜，日光照射充足。有条件的可用紫外线灯照射消毒。

应给孩子营养丰富、富含维生素 A 及维生素 C 的饮食，如牛奶、蛋黄、西红柿、橘子等。

按医嘱给孩子服药，定期带孩子去门诊复查，包括胸片、血沉、肝功能等。

注意预防

结核的发病与孩子的健康状况和生活环境密切相关，应做好活动性肺结核的家庭的消毒隔离工作，保护孩子不受传染。

帮助孩子养成良好的卫生习惯，不要随地吐痰。

经常带孩子做室外活动，加强身体锻炼，提高机体抗病能力。

药物预防，适用于接触开放性肺结核父母的婴幼儿、结核感染者、新近结核菌由阴转阳者、结核菌阳性的孩子患麻疹或百日咳后，药物为雷米封，剂量是 10 毫克 / 千克 / 天，疗程为半年。

预防接种卡介苗 (BCG)，初种对象为刚出生的健康新生儿。多用皮内法注射，部位为左上臂三角肌下缘。但有结核菌皮试阳性、急性传染病后 1 个月、早产、低出生体重、发热、腹泻等情况不能接种，免疫缺陷的孩子尤其禁种。

百日咳

病因

百日咳是一种小儿急性呼吸道传染病，多见于 5 岁以下孩子，一年四季散发。

病原体是百日咳嗜血杆菌，它是一种革兰阴性杆菌，存在于患者的呼吸道黏膜中。

患儿是唯一传染源，传播途径是飞沫传播，咳嗽时随飞沫喷出，传染给周围儿童。孩子得百日咳后可获终身免疫。

症状

本病潜伏期为 1 ~ 2 周，最长可达 3 周。按临床表现分为三期：

前驱期 1 周左右，似感冒表现，如低热、咳嗽和流涕等症状。

痉咳期 从第 2 周开始，开始出现痉挛性阵咳，表现为十几声或数十声成串的、不间断的咳嗽，阵咳后出现高调的鸡啼样吸气性吼声，俗称“回勾”，然后吐出大量黏稠痰液。痉咳时面部常被憋得通红，舌向外伸，口唇青紫，表情痛苦，面部可有针尖大小的皮下出血点，舌系带也可出现溃疡。夜晚发作较白天明显，每夜可发作十余次，这一时期一般持续 2 ~ 6 周，也可能超过 2 个月。3 个月以内的婴儿，因咳嗽反射较弱，痉咳多不典型，常在咳嗽数声后出现呼吸暂停、面色发青等表现。

恢复期 咳嗽强度减轻，鸡啼样吸气声消失，持续2～3周，若有合并症，可迁延不愈，持续数月。

前驱期：似感冒表现，如，低热、咳嗽和流涕等症状
发绀：面部常被憋得通红，舌向外伸，口唇青紫，表情痛苦
痉咳期：痉挛性阵咳，阵咳后出现高调的鸡啼样吸气性吼声，俗称“回勾”
恢复期：咳嗽强度减轻，鸡啼样吸气声消失

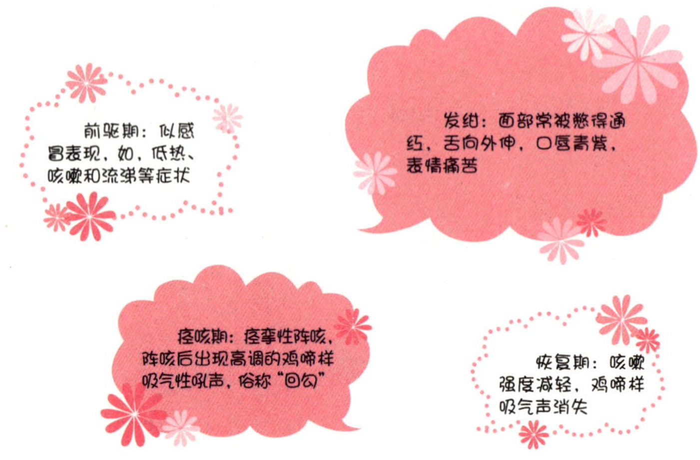

妈妈怎么做

保持室内空气新鲜，日光充足，保持适宜的温度和湿度，可以在室内使用加湿器。

孩子咳嗽严重时，竖着抱他能让他感觉舒适一些。

注意让孩子多卧床休息，保证充足的睡眠，以保持体力。

饮食应少量多次。剧烈咳嗽容易引起呕吐，一次性吃得过多，有可能吐得更严重。无论是食物或者乳制品，只要易消化且孩子喜欢吃，什么都可以。

注意隔离。咳嗽开始的1个月是会传染的，所以最好让孩子在家休息、隔离。隔离期从孩子痉咳开始计算为4周，或从发病时间计算为40天。

孩子生病时，情绪低落，比较脆弱，一定注意安抚孩子情绪，给予他支持和鼓励。

注意预防

加强预防接种，目前国内采用“百白破”三联疫苗，初种对象为2～3

个月的婴儿，以后还需复种。

未接种过疫苗且有接触史的2岁以下孩子，可去医院咨询医生。一般医生会建议给孩子肌内注射百日咳高价免疫球蛋白，每次1毫升，隔日1次，连续3次。

药物预防，有接触史的孩子可遵医嘱口服红霉素。

有密切接触史的孩子应自接触之日起检疫21天。

百日咳流行期间，可用大蒜液滴鼻或每天水煎鱼腥草10克，取煎液分3次口服，均有预防效果。

儿科专家温馨提醒

有几种疾病与百日咳症状相似，妈妈需要注意鉴别：

急性支气管炎和肺炎 这种病在起病数日后就可能发生剧烈咳嗽及痉咳，但痉咳后没有鸡啼样吼声，不会夜间加重，全身感染中毒症状较重。经过适当治疗后，症状在短期内就可能减轻或消失。

支气管淋巴结结核 痉挛性咳嗽，但没有鸡啼样回声，不会在夜间加重。医生可以根据结核病中毒症状、结核菌素试验、肺部X线改变等做出诊断。

气管支气管异物 孩子突然发生阵发性痉咳，有异物吸入史，X线检查能看到节段性肺不张，做支气管镜检查能够发现异物。

百日咳综合征 在普遍进行百日咳预防免疫的人群中，仍可能有散发的类似“百日咳”病例出现。在临床症状、肺部X线表现和血象所见等方面，与典型百日咳有相似之处，需靠病原学检查才能鉴别。如衣原体感染可有类似百日咳样咳嗽，但没有鸡啼样回声；副百日咳杆菌引起的症状轻，病程短。

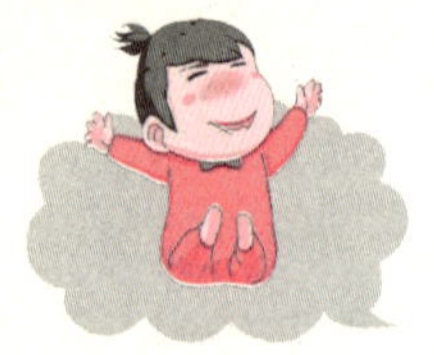

心血管系统疾病

心血管系统疾病的主要症状有心悸、呼吸困难、紫绀、眩晕、晕厥、疲劳等。

先天性心脏病

病因

先天性心脏病是胎儿时期心脏血管发育异常所致的心血管畸形，是小儿最常见的心脏病。其发病率约占出生婴儿的0.8%，其中60%于1岁以内死亡。

发病可能与遗传尤其是染色体易位与畸变、宫内感染、大剂量放射性接触和药物等因素有关。

症状

心衰 新生儿心衰被视为一种急症。患儿面色苍白，憋气，呼吸困难和心动过速，心率每分钟可达160～190次，血压常偏低。

紫绀 鼻尖、口唇、指(趾)甲床呈青紫色。

蹲踞 患有紫绀型先天性心脏病的孩子，特别是法乐氏四联症的孩子,在活动后常常喜欢蹲着。

杵状指(趾) 紫绀型先天性心脏病几乎都伴杵状指(趾)和红细胞增多症。手指或足趾末端增生、肥厚、呈杵状膨大。

发育障碍 表现为瘦弱、营养不良、发育迟缓等。

妈妈怎么做

应该为孩子安排合理的生活制度，既要增强锻炼、提高机体的抵抗力，又要适当休息，避免劳累过度。如果孩子能够胜任，应尽量和正常儿童一起生活和学习，但应防止剧烈活动。同时，应教育孩子对治疗疾病抱有信心，减少悲观恐惧心理。

室内空气要流通。冬天应定时打开窗户，以加强空气对流。有持续紫绀的孩子，应避免室内温度过高，导致孩子出汗、脱水。

给予孩子高蛋白、高热量、

富含维生素的饮食，以增强体质。进食避免过饱。对紫绀型心脏病的孩子需给予足够的饮水量，以免脱水而导致血栓形成。

有先天性心脏病的婴儿，吸奶时往往容易气促乏力而停止吮吸，而且容易呕吐和大量出汗，因此喂奶时可用滴管滴入，以减轻孩子体力消耗。喂哺后要轻轻放下侧卧，以防呕吐物吸入而引起窒息。

要避免孩子情绪激动，尽量避免孩子哭闹，减少不必要的刺激，以免加重心脏负担。

保持孩子大便通畅。对青紫型患儿应注意大便时勿太用力，以免加重心脏负担。如两天无大便，可用开塞露通便。

患先天性心脏病的孩子不可以大量输液，如果必须输液，滴液速度必须缓慢，以防止加重心脏负担，导致心力衰竭。

患法乐氏四联症的孩子多取蹲踞位，在行走或玩耍时常会主动蹲下片刻。这是因为蹲踞后可使缺氧症状得到缓解，孩子如果有这种现象，千万不可强行将孩子拉起。

如果孩子平时心脏功能和活动耐力都较好，应当按时接受预防接种，但在接种后，应多观察全身和局部反应，以便及时处理。

患有先天性心脏病的孩子应随着季节的变换及时增减衣服。如果家庭成员中有人患上呼道感染时，应采取隔离措施。平时应尽量少带孩子去公共场所。在传染病好发季节，尤应及早采取预防措施。一旦孩子出现感染时，应积极控制感染。

如果发现孩子有气急烦躁、心率过快、呼吸困难等症状，可能是发生心力衰竭，应及时送医院就诊。

避免呼吸道感染。如果妈妈在哺乳期感冒了，应暂停哺乳并注意隔离孩子。

注意预防

怀孕早期要避免各种感染，特别是风疹病毒、柯萨基病毒感染。

怀孕早期还要避免各种辐射，如放射检查、电脑辐射、电离辐射、核素扫描等。

在孕期服药，要遵医嘱，并要注意阅读药品说明书。

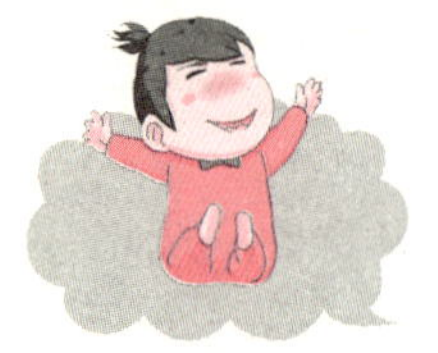

泌尿系统疾病

泌尿系统的疾病既
可能由身体其他系统的
病变引起，又可能影响
其他系统甚至全身。

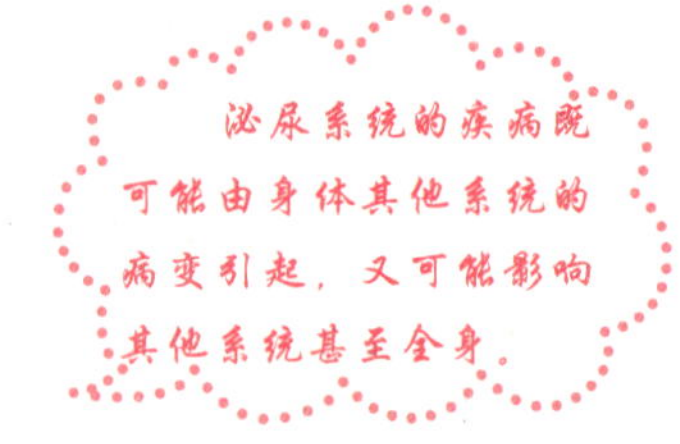

肾病综合征

病因

肾病综合征是儿科常见的泌尿系统疾病。肾病综合征的病程较长，且容易反复发作，主要合并症是继发感染，加上药物的不良反应，使患儿的生活质量明显下降，因而是威胁孩子健康的一大痼疾。

肾病综合征分型多，病因和发病机制尚不明晰。芬兰型先天性肾病综合征属常染色体隐性遗传病，其他肾病可能与感染、遗传、药物、免疫功能紊乱有关。

症状

四大特点：大量蛋白尿、低蛋白血症、高胆固醇血症和高度水肿。临床分为先天性肾病综合征、原发性肾病综合征和继发性肾病综合征三大类：

先天性肾病综合征 见于1岁以内的婴儿，具有发病早、病情重、预后差的特点。患儿多为早产儿，蛋白尿在出生时就已出现，随后在1～3个月龄时出现水肿、低蛋白血症等肾病综合征表现，常有喂养困难、生长发育迟缓、容易感染等情况。

原发性肾病综合征 分为单纯性肾病和肾炎性肾病两类，男孩发病率高于女孩。单纯性肾病的表现即肾病四大特点，多见于学龄前儿童。水肿首先见于颜面和眼睑，渐及躯干、四肢，常有胸腔和腹腔积水，男孩有明显的阴囊水肿，体重增加同时尿量减少。肾炎性肾病除四大特点外，还有血尿、高血压、氮质血症和持续低补体四项的至少一项，多见于较大儿童。

继发性肾病综合征 一般继发于过敏性紫癜、系统性红斑狼疮、急性肾炎、药物或金属中毒等。

妈妈怎么做

对于患原发性肾病的孩子来说，除高度水肿外，一般不需绝对卧床，病情缓解后可以逐渐增加活动量。

应该给孩子低盐、优质蛋白、低脂肪的饮食。可选优质蛋白，如牛奶、鸡蛋、瘦肉、鱼等。水肿明显和血压高时要忌盐。

如果孩子高度浮肿，应注意给他用松软的床褥，勤帮他翻身，防止皮肤擦伤，防止发生褥疮。孩子阴囊水肿时，可用棉垫将阴囊托起。

避免各种感染，尤其避免与水痘、麻疹等患儿接触，以免加重病情。

患有肾病的孩子需长期服用激素治疗，为防止骨骼脱钙，应同服维生素 D 和钙剂。

因治疗时间长，要引导和监督孩子不要擅自停药或不连续服药，以免复发。

注意预防

避免各种感染，因为感染后肾病易复发。

帮助孩子加强身体锻炼，增强机体抗病能力。

泌尿系感染

病因

泌尿系感染是儿童泌尿系统常见病之一，是指细菌直接侵入尿路而造成的炎症。从发病年龄上说，任何年龄的儿童均可能患此疾病，婴幼儿发病率较高；从发病性别上说，在新生儿期以男孩多见，2 岁以后女孩发病率明显高于男孩。感染可累及尿道、膀胱、肾盂和肾实质，按病程长短可分为急性和慢性泌尿系感染两类，病程在 6 个月以内的为急性泌尿系感染，其临床表现差异较大。慢性泌尿系感染的病程多在 6 个月以上，其特点为时轻时重，反复发作，迁延不愈，表现有间歇发热、腰痛、乏力、消瘦、进行性贫血等，患儿多有尿返流或先天泌尿系统发育畸形，后期发展为慢性肾功能不全。泌尿系感染致病的原因主要是：

女孩尿道短且尿道口暴露，易被粪便污染而引起感染。

男孩包茎积垢也容易引起感染。

婴儿免疫功能尚不健全，抵抗力弱，也为细菌血行播散创造了条件。

先天泌尿系畸形，如多囊肾、后尿道瓣膜、输尿管狭窄等可继发泌尿系感染。

结石、肿瘤、异物可导致泌尿道梗阻，从而继发感染。

严重膀胱输尿管返流是本病反复发作和肾实质损害的重要因素。

绝大部分致病菌为肠道杆菌。本病也可能由病毒、支原体或真菌引起。

泌尿系感染主要为上行感染，即致病菌由尿道上行感染膀胱、肾盂等器官，此方式以女孩多见。

还有血行感染和直接感染，血行感染多发生于新生儿和婴幼儿，见于脓疱病、肺炎或败血症病程中。

直接感染是由于外伤或周围组织病灶直接波及所致。

尿路器械检查也可引起感染。

症状

新生儿期 多由血行感染所致，以全身症状为主，如发热、体温不升、面色苍白、食欲减退甚至拒奶、啼哭、呕吐、腹泻、腹胀、体重不增等，部分患儿会有黄疸、抽风、嗜睡等症状。

婴幼儿期 仍以全身症状为主，如发热、食欲减退、体重增长缓慢，可伴见呕吐、腹泻等消化道症状，还可出现精神萎靡、嗜睡、烦躁，甚至惊厥。以尿频、尿急、尿痛为特点的膀胱激惹症不明显，如果孩子有排尿时哭闹、尿频或顽固性尿布疹时，应考虑是否患有泌尿系感染，因为本病可由上行感染或血行感染所致。

儿童期 上尿路感染时全身症状较明显，常有发热、寒战、全身不适，还可能伴有腰痛及肾区叩击痛。下尿路感染时仅表现为尿频、尿急、尿痛等尿路刺激症状，有可能出现血尿现象，全身症状多不明显。

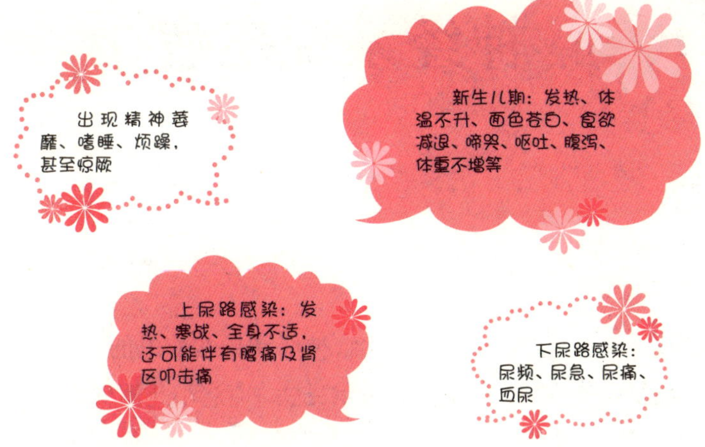

妈妈怎么做

如果发现孩子有发热、尿频等症状时应及时就医。

确诊后要积极配合医生坚持治疗。

定期复查。

让孩子卧床休息，多饮水，勤排尿，减少细菌在膀胱内停留时间。

帮助孩子保持外阴清洁干燥，特别是女孩。勤换尿布，尿布用开水烫洗晒干。大便后给孩子清洗臀部。

给孩子选择有营养、易消化的食物。

注意预防

要掌握正确的育儿知识，注意保持孩子外阴清洁，勤清洗，勤换尿布，尽量不穿开裆裤。

孩子应有单独的毛巾和澡盆，不要让孩子爬坐在地面上玩耍。

如果反复发生泌尿系感染，应及时到医院查明病因，有针对性地进行治疗。

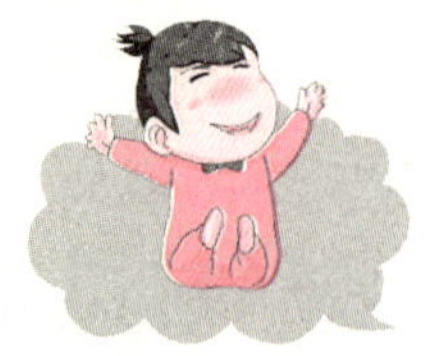

神经系统疾病

神经系统疾病就是指发生于神经系统的以感觉、运动、意识、植物神经功能障碍为主要表现的疾病。

癫痫

病因

癫痫，俗称“羊角风”，是大脑神经元异常放电的结果。这是一种慢性、反复发作性疾病，也是儿科常见病。引起小儿癫痫的原因很多，大致可分为以下两种：

特发性癫痫：与遗传关系密切，有癫痫家族史的发病率较一般人群要高。

症状性癫痫：常继发于大脑器质性疾病，如脑发育畸形、脑缺氧、中枢神经感染、脑出血、先天遗传代谢病、中毒等。

此外，强烈的情绪刺激、睡眠不足、疲劳也可导致癫痫发作。

症状

常见的癫痫症状有 3 种形式：

大发作 这是最常见的一种形式。孩子出现突然丧失意识、呼吸暂停、四肢呈强直性抽动、双手握拳、两眼上翻或黑眼球偏向一侧、面色青紫、口吐泡沫、牙关紧闭(有可能咬破唇舌)、小便失禁等现象。持续 1 ~ 5 分钟，发作后昏睡，醒后头痛，全身无力，对发作无记忆。

小发作 孩子突然丧失意识数秒，无抽搐。发作时孩子语言和活动停止，固定于某种姿势，两眼凝视不动，面色苍白。发作持续 2 ~ 10 秒钟，一般不超过半分钟。发作后立即恢复意识，活动如常，对发作无记忆。癫痫小发作时，孩子不能被唤醒。

婴儿痉挛症 多见于 1 周岁以内的婴儿，发作时两臂前举，头和躯干向前屈曲，呈节律地、连续的痉挛，出汗、面色苍白或青紫，持续 1 ~ 10 秒钟，发作频繁，发作多数次至数十次不等，孩子大多有智力减退。

大发作：孩子突然丧失意识、呼吸暂停、四肢呈强直性抽动
小发作：突然丧失意识数秒，无抽搐
婴儿痉挛症：两臂前举，头和躯干向前屈曲，有节律地、连续的痉挛，大多有智力减退
孩子发作后对发作无记忆

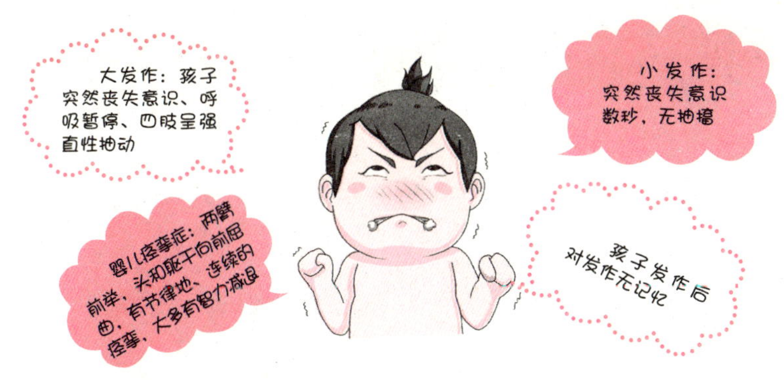

妈妈怎么做

如果孩子发生惊厥，等惊厥一结束就应该带他去医院，无论惊厥是癫痫大发作还是高热惊厥。

如果怀疑孩子有癫痫小发作，要尽早去看医生。

如果孩子已经开始服用抗惊厥药物，不要在没有医嘱的情况下擅自停药。自行停药的结果将是在停药后几天诱发严重的、持续时间更长的发作。

仔细观察孩子，如果发现孩子有性格或精神的改变，要及时通知医生，这可能是用药的结果。

要像对待正常孩子一样对待他。将孩子的病情告诉他的朋友、老师，以免他们在场时，孩子发作会吓到他们。

当孩子癫痫大发作时，应该移开孩子周围的家具或者其他坚硬的物体，以保证他不会受伤，可以用毛巾等软物塞入他上下牙之间，以防止舌唇咬伤。

解开孩子上衣扣，以畅通气道。让孩子的头偏向一侧，以防止呕吐物误吸入气管。

帮助孩子缓解情绪，避免情绪激动。

孩子饮食不要过饱，更不要让孩子暴饮暴食，避免饮水过多。

严格按医嘱给孩子服药，定期带孩子去门诊复查。

注意孩子安全：不要让孩子单独游泳、爬山、骑车等，以免发生意外。

保证孩子充足睡眠，不要过度劳累。

遗尿症

病因

遗尿症主要见于10岁以下的儿童，男孩多于女孩。

小儿遗尿症绝大部分是功能性的，与儿童大脑皮层调节功能失调有关，常见原因有突受惊吓、过度疲劳、睡眠过深、生活环境改变、失去父母照顾或不正确的教养习惯等。

少部分由器质性疾病引起，如男孩子的包茎、女孩子的外阴炎、蛲虫病、隐性脊柱裂、大脑发育不全等，个别病例有家族遗传倾向。

症状

原发性遗尿症 孩子3岁以后如果白天不能控制排尿或不能从睡觉中醒来而自觉排尿，称为原发性遗尿症。

继发性遗尿症 有些孩子2～3岁已能控制排尿，至4～5岁以后又出现夜间遗尿，称为继发性遗尿症。

遗尿时间比较固定 遗尿可隔数天发生一次，或一夜数次，多发生在上半夜，并常在固定时间，尿后能继续熟睡，遗尿可持续到性成熟期消失。化验尿常规正常。

妈妈怎么做

帮助孩子建立合理生活制度，白天避免过度疲劳，睡前少饮水，夜间提前叫醒排尿，改变不良习惯等。

消除诱发因素，治疗包茎、外阴炎、蛲虫病等疾病。

应鼓励和安慰孩子，减轻孩子的心理负担，切忌打骂和责罚他。

必要时带孩子就医，通过药物治疗遗尿症。

注意预防

让孩子每天午睡1～2小时，避免夜间睡眠较深。

夜间提前叫醒孩子排尿。

晚餐中减少盐量，少喝水。

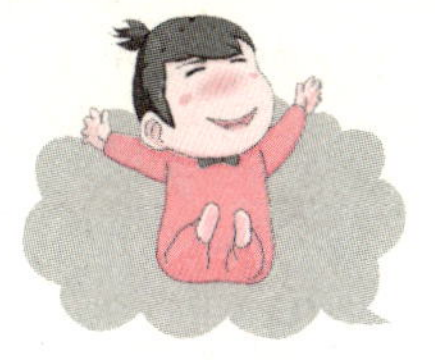

结缔组织疾病

结缔组织由细胞、纤维和细胞外间质组成。主要有联系各组织和器官的作用。

川崎病

病因

川崎病是一种血管炎综合征，也叫做皮肤黏膜淋巴结综合征，是多发于5岁以下婴幼儿身上的急性发热性疾病。

这是一种免疫介导的、以全身血管炎为主要病变的急性发热出疹性疾病，病变主要累及给心脏本身供血的冠状动脉，还有全身其他重要器官。目前此病的病因尚不明确。川崎病现已取代风湿热而成为我国小儿后天性心脏病的主要病因之一。

症状

红肿、蜕皮斑疹 发病之初，孩子手脚会出现红肿，手掌、脚掌或指尖及肛门周围出现脱皮，全身可能出现各种形状的斑疹。

结膜炎 出现两侧性结膜炎，结膜充血、发红，一般没有分泌物。

口腔症状 口腔黏膜开始出现变化，如草莓舌、口腔咽喉黏膜充血、嘴唇红肿干裂甚至流血。

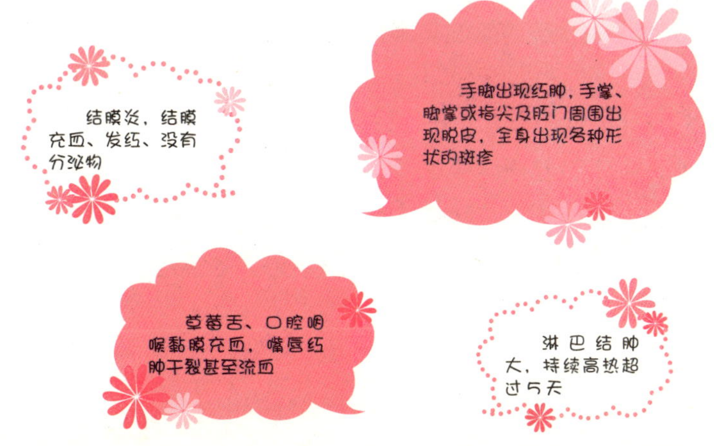

淋巴结肿大 情况严重的，还会出现急性非化脓性颈部淋巴结肿大，在颈部单侧或双侧，直径一般超过 1.5 厘米。

高热 持续高热 (39℃ ~ 40℃) 超过 5 天。

妈妈怎么做

在孩子发热期间，应该尽量让孩子多卧床休息。

注意监测孩子体温变化，最好每 4 小时测量一次并记录下来。如果体温高于 38.5℃，要给孩子进行物理降温，如采取头部冷敷、温水擦浴等。如果效果不明显，可以对孩子使用药物降温，以防高热引起惊厥。

要让孩子多喝水。注意口腔护理，每天用生理盐水清洗孩子口腔 2 ~ 3 次，动作要轻柔，避免造成出血和疼痛。在孩子每次进食前后用少量温开水给孩子漱口，保持口腔清洁。

如果孩子出汗多，应该常给孩子更换内衣裤，保持皮肤干燥，以免受凉。对于脱皮的情况，应该用干净的剪刀把皮屑减掉，不能强行撕扯，以免出血造成感染。

如果孩子肛门周围皮肤发红，要涂红霉素软膏，每次便后清洗臀部，保持皮肤清洁、干燥。

饮食方面，可让孩子吃容易消化、营养丰富的流质或半流质的温凉食物，少吃多餐。等体温恢复正常后，再增加高热量、高蛋白质、高维生素的食物，还要多吃新鲜蔬菜、水果，多喝水。

注意预防

加强身体锻炼，若天气好，要多做户外活动，增强机体抗病能力。

目前，由于引起川崎病的原因还不是很清楚，还没有预防其发病的良好措施。但由于大多数患病孩子在发病之前患过上呼吸道感染，因此，在夏秋之交时，应尽可能避免孩子患上呼吸道感染。

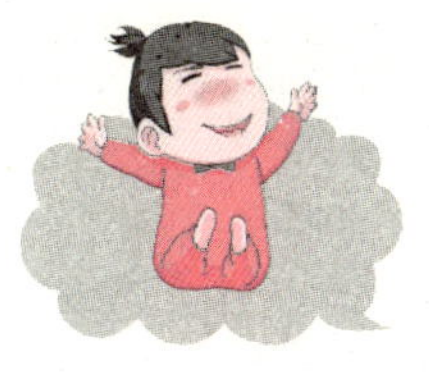

皮肤疾病

皮肤病的发病率很高，多数比较轻，不影响健康，但少数较重，甚至可以危及生命。

痱子

病因

痱子是夏季常见病，是由于汗液排泄不畅，潴留于皮内引起的汗腺周围发炎，主要是由于高温和湿度大的气候环境造成。

由于天气炎热，人体大量出汗，加之空气湿度大，皮肤小汗腺分泌过多的汗液，浸渍汗腺导管口，使汗腺孔口闭塞，汗液储留汗管内并挤出其周围组织而引起周围炎症。

3 个月以内的婴儿汗腺不发达，体温调节能力差，即使是冬季，如果室温过高，穿盖得太厚、大多，也会因出汗而长痱子。

症状

根据皮疹形态可分为 3 种类型：

红痱 是最常见的一种。皮损处为针尖大小、密集的丘疹或丘疱疹，周围绕以红晕，有烧灼感及刺痒。好发于腋窝、肘部内侧、胸、背、颈、婴儿头面及臀部等处，天气凉爽时皮疹可自行消退。

白痱 又名晶状粟粒疹。为非炎性针头大小透明的薄壁水疱，易破，无自觉症状，1 ~ 2 日内可自行吸收，有轻度脱屑。好发于颈部及躯干等处，常见于体弱、高热、大量出汗者。

脓痱 又名脓疱性粟粒疹。在丘疹的顶端有针尖大小浅表性小脓疱，疱内常无菌或为非致病性球菌。好发于孩子头颈部和皱褶部。

红痱：针尖大小、密集的丘疹和丘疱疹，有烧灼感及刺痒

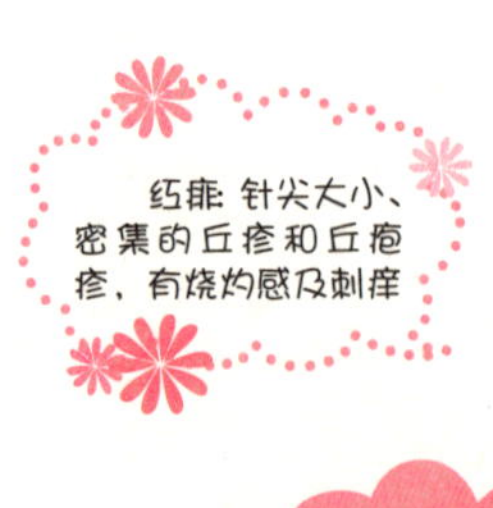

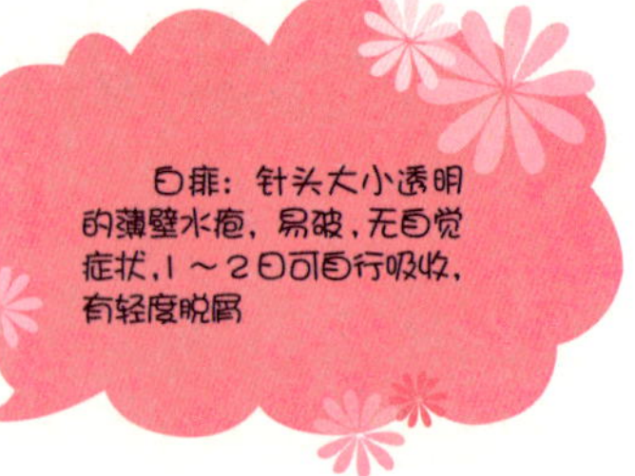

脓痱：在丘疹的顶端有针尖大小浅表性小脓疱，好发于孩子头颈部和褶皱部

在凉爽的环境中有利于痱子消退

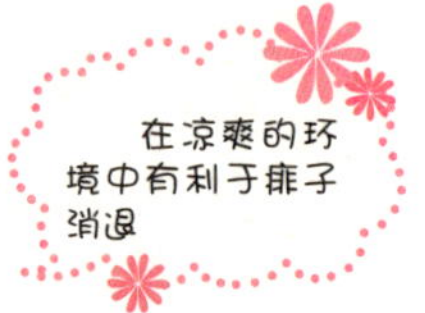

妈妈怎么做

注意室内通风和除湿，凉爽的环境有利于痱子的消退。

保持孩子皮肤清洁干燥，勤洗温水澡。不要用碱性肥皂，以减少对皮肤的刺激。

最好给长痱子的孩子穿宽松、单薄、柔软的布料衣服，不要穿化纤内衣。要勤给孩子翻身。

孩子应该饮食清淡，忌辛辣刺激性食物。多给孩子喂水或绿豆汤，多吃青菜和瓜果。

为避免感染，要将孩子指甲剪短，不要挤痱子。若头部痱子较多，可将头发剪短。

不要用油膏类外用药，那样会妨碍汗液蒸发。

注意预防

不要给孩子吃油腻和辛辣刺激性食物，夏季要多给孩子喝水或绿豆汤，多吃青菜和瓜果。

注意保持室内通风，衣着宽松。

保持孩子皮肤清洁、干燥，炎热季节勤洗澡、勤换衣。

夏季应勤给孩子洗澡，洗后扑痱子粉。

湿疹

病因

湿疹是婴幼儿常见的一种过敏性皮肤病，大多在出生后1～3个月起病，多见于2岁以下的肥胖孩子，在儿童期也有发病的可能。湿疹是一种过敏性皮肤炎症，病因较复杂，有时病因很难明确，生活中多种因素均可诱发湿疹：

饮食方面，如食用牛羊肉、鱼、虾、蛋、奶等动物蛋白食物。

气候变化，如日光、寒冷、湿热等物理因素刺激。

日常接触，如不当使用碱性肥皂或药物、接触丝毛织物等。

机械性摩擦，如唾液和溢奶经常刺激皮肤。

喂养方面，如营养过高，添加辅食种类偏多致使胃肠道功能紊乱等。

家族中有过敏性鼻炎、鱼鳞病或哮喘等疾病史，孩子湿疹发病率较高。

症状

皮疹多见于头面部 以后逐渐蔓延到颈、肩、背、臀和四肢，甚至可以波及全身。

反复发作，有严重瘙痒 初起时为散发或群集的小红色丘疹或红斑，看上去像一堆堆小红疙瘩，继之破溃、糜烂、渗液和继发感染，最后结痂脱屑，反复发生，经久不愈，并有严重瘙痒。由于严重瘙痒，孩子常烦躁不安，夜间哭闹，影响睡眠，到处搔抓，常可致皮肤细菌感染而使病情进一步加重。临床上将湿疹大致分为3种类型，即脂溢型、渗出型和干燥型。

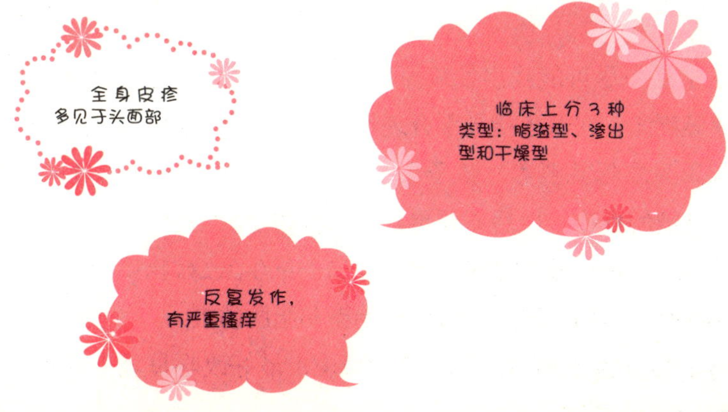

妈妈怎么做

尽量采用母乳喂养。一般来说，母乳不容易引起湿疹。但个别孩子的湿疹也可能由母乳引起，如果是这样，可改用牛奶或配方奶喂养。如果一种配方奶过敏，可以换另一种配方奶试试。

如果孩子吃母乳，应注意避免哺喂过量，以保持孩子的正常消化，妈妈要忌食辛辣刺激性食物及虾、海鲜等。

如果怀疑孩子牛奶过敏，可将牛奶煮沸，促使牛奶蛋白质变性，减少过敏原，必要时可用豆浆代替牛奶。添加辅食时，要逐渐加量，切忌过快。孩子忌辛辣刺激性食物。

患儿应多吃清淡、易消化、含有丰富维生素和矿物质的食物，这样能够调节他的生理功能，减轻皮肤过敏反应。

湿疹局部红肿、糜烂、渗出明显时，可用1%～4%的硼酸溶液湿敷，外涂雷锌膏，每天2次。也可在医生的指导下口服抗过敏药物，如扑尔敏、非那根等。

孩子宜穿宽松、吸湿、柔软的布料衣服，最好不要穿化纤和丝毛织物。婴儿要勤换尿布、尿裤。注意保持患处干燥清洁。睡觉时不宜盖得过多。

切忌搔抓，以免继发感染。可将孩子指甲剪短，或用纱布把手包起来。

洗澡时水温要适宜，过高会加重病情，过低易引起感冒。

避免孩子过胖，肥胖的孩子更容易患湿疹。

注意预防

在生活中尽可能找出发病原因，并加以预防。避免冷热潮湿、机械摩擦等刺激；在医生指导下合理用药，不要自行用药。

如果采取母乳喂养，孩子患了湿疹后，妈妈要分析找出有可能导致孩子过敏的食物，以后不要再吃这种食物了。

给孩子添加的食物中最好要有丰富的维生素、矿物质和水，少吃盐，以免体内有太多的积液，同时要控制糖和脂肪的摄入。

对于吃脱脂牛奶和豆奶的孩子来说，最好改吃母乳，或者食用全脂奶制品，都可以逐渐治愈湿疹。

荨麻疹

病因

荨麻疹俗称“风疙瘩”“风疹块”，也是儿童常见的一种过敏性皮肤病，各年龄段均可发病，其基本病变是皮肤黏膜的毛细血管暂时扩张和渗透性突然增加。病史超过 3 个月者称为慢性荨麻疹。荨麻疹的病因很多，常见的有：

感染。感染最多见，如细菌、病毒、真菌或寄生虫。

饮食因素。如鱼虾、蟹、牛奶、鸡蛋等。

药物因素。如磺胺药、青霉素、阿司匹林等。

其他因素。如吸入过敏原 (花粉、羽毛或动物皮屑)、冷热变化、日光照射、摩擦以及压力改变等。

遗传因素。

以上多种因素刺激机体发生变态反应。

症状

风团 急性起病，皮肤突然出现大小不等的风团，呈扁平凸起，边界清楚，颜色为淡红色或苍白色，瘙痒明显，风团可融合成片，时起时落，消退后不留痕迹，荨麻疹可出现在身体的任何部位。

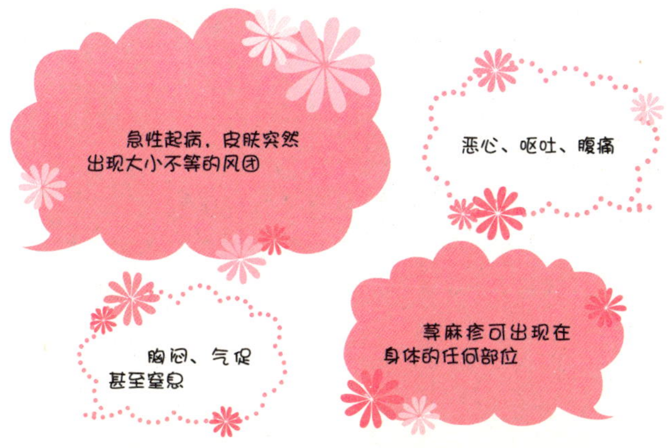

恶心、呕吐、腹痛 孩子常伴见恶心、呕吐、腹痛等消化道症状。

胸闷、气促甚至窒息 少数严重病例可出现胸闷、气促甚至窒息等呼吸道症状。

妈妈怎么做

避免孩子接触过敏原，如食物、药物、花粉等，由感染因素造成的要积极抗感染治疗。

在医生的指导下选择扑尔敏、息斯敏、仙特明、开瑞坦或葡萄糖酸钙等药物。

不要让孩子抓痒处，这样可能越抓越痒，因为当对局部抓痒时，反而让局部的温度升高，使血液释放出更多的组织胺(即过敏原)，反而更痒。皮肤瘙痒可选用炉呋洗剂外涂。

不要给孩子热敷、洗热水澡和用棉被捂汗，这样都有可能让病情更严重。

注意孩子的皮肤清洁卫生，防止皮肤继发感染，如剪短指甲、给婴儿戴手套等。

饮食方面，应该给孩子清淡、易消化的饮食。孩子忌食鱼、虾、蟹、牛奶等动物蛋白食物，同时忌辛辣食物。

注意预防

远离致病因素，平时注意饮食，减少不必要的用药，对花粉或动物皮屑过敏的孩子，家中不要养花或宠物。

避免各种感染，感染后要及时就诊，合理用药。

儿科医生温馨提醒

还有几种特殊类型的荨麻疹：①急性蛋白过敏性荨麻疹，多在暴饮暴食动物蛋白或海产品后发生，无全身症状。②皮肤划痕症，表现为与抓痕一致的线状风团。③寒冷性荨麻疹，发作与冷刺激有关。临床上分为遗传性和特发性两种。

脓包疮

病因

脓疱疮是一种化脓性球菌感染引起的皮肤病，俗称黄水疮，常见于1～5岁的儿童(新生儿也有患此病的)，多在气候闷热潮湿的夏秋季节发病。脓疱疮具有传染性，通过直接或间接接触而传染，可在幼儿园、托儿所或小学校中流行。

病原体是金黄色葡萄球菌、溶血性链球菌或其他葡萄球菌。

传染途径为人与人的直接接触或接触患者的污染物，如玩具、图书、卧具等。

免疫功能低下、皮肤外伤、皮肤不洁净或患有皮肤疾病等为发病诱因。

症状

水疱 开始时，孩子的皮肤会生出针尖至绿豆大的红色斑点，很快形成水疱，有的水疱直径在2厘米以上，疱疹周围有红晕。开始时疱液呈淡黄色且清亮。

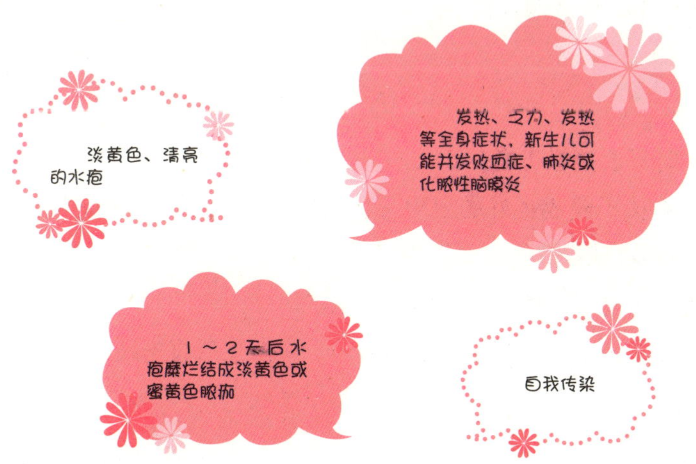

水疱糜烂结痂 1～2天后，疱液变混浊，疱壁很薄、极易破溃，破后露出潮红浅表的糜烂面，糜烂面干燥后形成淡黄色或蜜黄色脓痂。

自我传染 孩子由于感觉瘙痒，常用手搔抓，由于疱液中含有大量细菌，搔抓后易自我传染，向周围蔓延。脓疱疮可发生在躯干、四肢等暴露部位，或口周、外鼻孔、耳郭等部位。

其他症状 少数孩子有发热、乏力、发热等全身症状，严重病例还可并发淋巴结炎或蜂窝织炎，新生儿则有并发败血症、肺炎或化脓性脑膜炎的可能。

妈妈怎么做

一旦发现孩子出水疱，首先应隔离孩子，不应再让孩子去幼儿园或小学校，防止传染他人。

避免孩子搔抓而加重感染，局部涂紫药水或百多邦，可先用 75% 的医用酒精消毒清洁创面，酌情去痂。

做好衣物消毒工作，孩子的衣服应用消毒液浸泡后再清洗，被褥可放在烈日下曝晒，污染物品要煮沸或紫外线照射消毒。

饮食应以易消化的食物为主，忌油腻和辛辣刺激性食物。

孩子衣物宜选柔软、宽松、吸湿性强的棉织品，而不宜选用化纤产品。

要注意观察孩子病情，如精神状态、体温、局部情况等，如果发现病情严重，应及时就医。

注意预防

平时不要接触患者。

培养孩子养成良好的卫生习惯，搞好个人卫生，如定期洗澡、勤换衣服和剪指甲等。

带孩子坚持锻炼身体，增强抗病能力。

在照顾孩子时，要保持手的清洁，应洗手后再抱孩子。

尿布皮炎

病因

尿布皮炎是指尿布区域的皮肤由于长时间受尿、粪便等排泄物刺激而发生的一种皮肤炎症，也称尿布疹，多发生在 1 ~ 4 个月的婴儿，新生儿也不少见。此病一年四季均可发生。

此病多由于腹泻或排尿后未及时更换尿布或纸尿裤引起，皮肤表面或粪便中的细菌将尿液中的尿素分解，产生大量氨，浸泡和刺激皮肤所致。

未洗净肥皂及洗衣粉的尿布，刺激尿布区域的皮肤也可诱发或加重本病。

症状

主要表现为孩子会阴部、肛门周围、臀部及大腿外侧皮肤发红粗糙，随后出现斑丘疹、糜烂、小脓疱和溃疡。病变不累及腹股沟、臀缝等皮肤褶皱处。轻度的尿布疹也叫臀红。

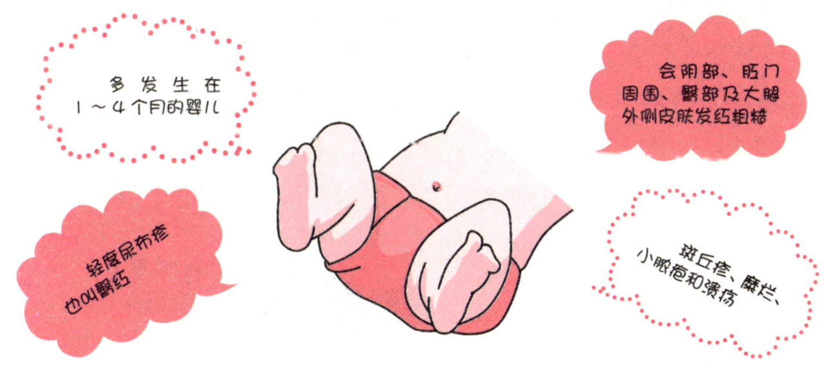

妈妈怎么做

一旦发现孩子放尿布区皮肤发红，就可能已经有轻微的尿布疹了。首先应去除尿布，让孩子小屁股暴露在温暖干燥的环境下。继而立即用温水清洗孩子的下身，充分擦干后，在患部涂抹凡士林、尿布疹药膏或隔离软膏等，以保护皮肤。擦洗时用力不要过度，以免造成皮肤破损。

如果4天后病情仍然没有改善，或者在孩子口腔中发现一些白色的小斑块，用干净的布擦拭后变成红色，那么孩子可能患有真菌感染的“鹅口疮”，这时就应立即带孩子就医。

如果皮疹处有皮屑脱落并呈现黄色，而且不仅出现在尿布区皮肤，还出现在身体其他部位，则可能是患脂溢性皮肤炎了，应该立即就医。

如果尿布疹出现肿亮，呈水疱样，破溃后出现溃疡，也需要立即就医。

多给孩子喝水，多吃蔬菜和水果，避免摄取海产品等好发物。如果孩子吃母乳，妈妈切记不可进食油腻和辛辣食物，避免经由奶水传给孩子。

注意预防

尿布方面，要选择吸水力强、透气性能好的尿布，尽可能使被尿布包裹的皮肤保持干燥，减少病变可能。还要养成良好的卫生习惯，一旦尿布湿了，要及时更换。

在为孩子更换尿布前，应该用清水和肥皂洗手，避免手中的细菌污染尿布或将细菌带给孩子。最好在尿布与孩子皮肤之间使用尿布衬里，这样尿液可渗入尿布而使孩子的皮肤保持干燥。

给孩子更换尿布前以及在孩子排便后，要用中性肥皂和温水清洗孩子臀部，并用棉质纱布擦拭干净，吸干水分，保持皮肤干爽，还可以涂些婴儿润肤露以滋润肌肤，总之要尽可能减少孩子皮肤与尿液的接触。

选择干爽型纸尿裤或合适的尿布。应选择质地柔软、全棉布做尿布，这样的尿布吸水性比较强。如果是重复使用的棉质尿布，应该用热水烫洗，在清洗液中加入适当漂白剂或醋，并多冲洗几遍，在冲净残留在尿布上的洗涤用品的同时还可以帮助杀菌。

> **达人妈妈实战攻略**
>
> 用棉签蘸少量芝麻油涂在孩子长尿布疹的部位，也有很好的疗效。

最好每天都要让孩子的小屁股有一定的时间接触空气和阳光。

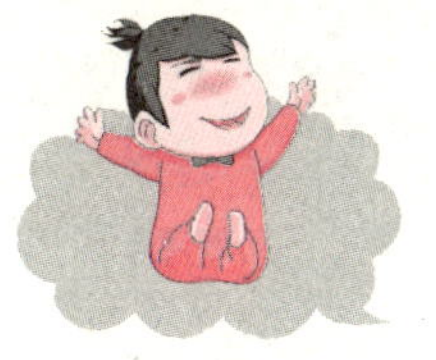

五官科疾病

五官科包括耳、鼻、喉、眼和口腔科。五官相通，有时一个部位生病可能引发别的部位感染，要及时治疗。

龋齿

病因

龋齿俗称“虫牙”，是儿童常见病和多发病。乳牙患龋高峰多在5岁左右，恒牙患龋高峰在15岁左右。

龋齿多是由寄生在牙结石上的细菌造成的。

食物的残渣混合唾液会在牙齿表面形成牙结石，细菌就寄生在这里，它们将食物残渣中的糖分等分解产生出酸性物质，腐蚀牙齿，造成牙齿釉质中的钙和磷酸盐丢失，进而侵害牙本质和牙髓神经。

症状

龋齿主要表现为牙齿硬组织被破坏并形成龋洞。

牙敏感 早期的龋齿没有特别明显的症状，随着龋齿的加重，牙本质和牙髓受到破坏，孩子会出现对冷、热、酸、甜食物或饮料敏感，有时稍微咀嚼一下较硬的食物也会感到牙疼。

龋洞、疼痛 如果已经是龋齿晚期，牙齿可能已经发黑，在牙齿釉质上可以看见明显的斑点甚至窟窿，这时的孩子往往会时常感到牙齿剧痛。

继发症 龋齿可继发牙髓炎和根尖周炎，甚至引起牙槽骨和颌骨炎症。

妈妈怎么做

当发现孩子有早期龋齿症状，就要尽快带孩子去看病。

如果孩子抱怨牙疼，也已经能够看见孩子牙齿上的洞，就需要立即带孩子就医。

去看牙病时，应该安慰孩子，消除他的恐惧，积极配合医生做好检查治疗。教孩子用正确的刷牙方式刷牙，并坚持早晚刷牙，饭后漱口。

患有龋齿的孩子饮食要清淡，多吃蔬菜和水果，注意营养搭配，做到不偏食，多吃易消化的食品。

还要鼓励孩子多喝水，尽量少吃辛辣、刺激的食物，少吃糖和其他甜食或过冷过热的食品。

注意预防

要培养孩子良好的口腔卫生习惯，对于婴儿期的孩子，在每次喂养后，可将食指用清洁的纱布包好，蘸温开水擦洗孩子的牙床。幼儿可先由家长帮着刷牙，待孩子掌握正确的刷牙方法后再自己刷牙。

平时要注意调整孩子的饮食结构，让孩子少吃或不吃甜食。食物要粗细搭配，让孩子适当多吃些富含纤维的蔬菜、水果等，尤其应多吃些含有磷、钙、维生素类的食物，如黄豆和豆类制品、肉骨头汤、海带、牛奶、新鲜蔬菜和水果，这些食物对牙齿的发育、钙化都大有益处。

给孩子定期进行口腔检查，尽量做到每半年至1年带孩子去牙科检查一次，做到提前发现龋齿，及时治疗。

要多请教医生，采取适当的防龋措施，比如，使用氟化水、含氟牙膏、牙齿涂氟、封龋等。

鼻衄

病因

鼻衄即鼻出血，是指由于鼻腔黏膜血管破裂引起的出血。鼻衄是儿童常见病，一年四季均可发病，在天气炎热或室内空气干燥时容易发生，多见于学龄前或学龄儿童。儿童处于生长发育过程期，鼻黏膜比较娇嫩，黏膜下血管较成人丰富，受到外界因素刺激很容易破裂。引起鼻衄的因素有以下几方面：

气候变化影响，如空气干燥、室温偏高，鼻黏膜干燥导致鼻衄。

不良生活饮食习惯，如抠挖鼻孔、异物塞入、擤鼻过重等，均可损伤鼻黏膜而导致鼻衄。挑食、偏食或不吃蔬菜水果等习惯造成体内维生素缺乏也可导致鼻衄。

剧烈运动、鼻外伤或摔伤可导致鼻衄。

全身或局部疾病，如血小板减少性紫癜、再生障碍性贫血、白血病等血液病，或干燥性鼻炎、鼻血管瘤等鼻部疾病可导致鼻衄。

症状

鼻出血 轻的出血量少或涕中带血，多能自止。严重的出血量比较多，需马上填塞凡士林纱条压迫止血。

全身症状 鼻衄反复发作，会出现头晕、乏力、面色苍白、出汗、脉快等贫血征象，极少数可出现早期休克。

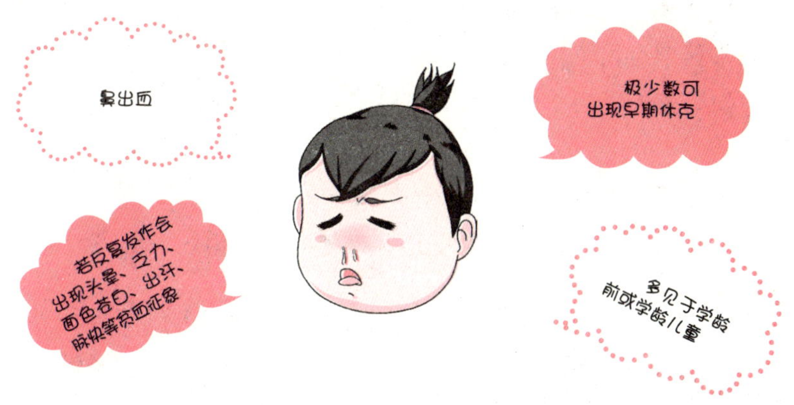

妈妈怎么做

在发现孩子流鼻血时，应该马上让孩子停止正在进行的活动，静躺下来。

要积极寻找出血原因，并及时采取止血治疗措施。

用手指紧捏孩子鼻翼上方（鼻骨之下），此处正好是鼻中膈易出血区，一般经过紧捏 10 分钟左右就可以止血。

用冰冷敷：冰冷能促使血管膨胀及减少流血。可以用碎冰或冰毛巾冷敷鼻子、颈部及脸颊，促使血管收缩，减少流血。冰敷孩子的额头和后颈，也可以起到帮助止血的作用。

用凡士林纱条从前面鼻孔堵塞整个鼻腔，压迫止血，如果没有纱条，用干净的药棉甚至卫生纸也可以。

左（右）鼻孔流血，举起右（左）手臂，数分钟后即可止血。

如果采取止血措施后，孩子仍然血流不止，鼻血很快会将鼻内的填塞物冲掉，就需要立即带孩子就医了。

饮食方面，要注意给孩子补充营养，让孩子吃高热量、易消化的食物，选择富含维生素 C、维生素 K、维生素 P 等的食物。不要给孩子吃辛辣刺激的食物。

注意预防

平时，要加强孩子的身体锻炼，增强体质。最好不要给孩子穿得太厚，避免因内热过盛导致鼻出血。

如果孩子有反复用手抠鼻孔或用力擤鼻的不良习惯，要帮助孩子改正。如果孩子鼻内干痒难忍，可以在孩子鼻孔内涂抗菌或消炎药膏来缓解。

如果孩子有鼻腔炎症等疾病，要及时带孩子去医院治疗。

注意保持室内的温度、湿度适宜，注意开窗通风，室内干燥时应适当增加湿度。

达人妈妈实战攻略

如果鼻衄没有得到及时治疗，长期反复发作，很容易造成贫血。单纯的大量鼻出血可能导致大脑皮层供血不足，引起失血性休克。

若孩子反复鼻衄，伴见血小板下降、皮肤瘀点、贫血、淋巴结肿大或低热等表现者，则提示血液系统疾病，应及时就诊。

鼻窦炎

病因

小儿鼻窦炎大多由感冒加重而来，最初为鼻炎，由于鼻黏膜与鼻窦黏膜是相连的，感染从鼻黏膜播散至鼻窦部，使得细菌在鼻窦内繁殖而造成发病。常见细菌有链球菌、葡萄球菌及厌氧杆菌等。

游泳时不慎呛入脏水，脏水经鼻腔被挤入鼻窦而引起感染，也是病因之一。

症状

流鼻涕 最初孩子患病时会出现类似感冒的症状，流清鼻涕和咳嗽，并会持续很长时间。有时候孩子患感冒一段时间以后，鼻涕增多，而且持续性流脓涕，尤其是黄绿色脓涕，甚至还有点臭味，擤鼻涕时有大量脓性分泌物；鼻腔阻塞等症状持续 10 ~ 14 天，一直不好转。

恶心、呕吐、厌食 孩子还伴有恶心呕吐，不爱进食症状。

咳嗽、咽喉疼痛 尤其在睡觉和起床时更加严重。

容易疲劳 不好动、生活习惯也有些改变。

脸颊胀满、疼痛 孩子脸颊有胀满感或者疼痛，有时候牙齿咬合时也会感到剧烈的疼痛。

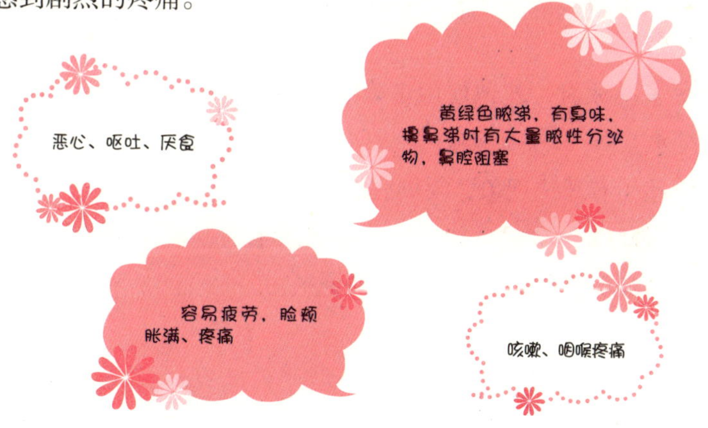

妈妈怎么做

当发现孩子有鼻窦炎的症状时，应该在 24 小时以内带孩子就医。并帮助和鼓励孩子按时服药。

平时要注意房间内常通风换气，保持适当湿度对减轻鼻塞有帮助。如果室内干燥，可以使用加湿器。

吸入蒸汽能迅速缓解鼻腔堵塞，因此可以在桌子上放一个大碗，往里面倒上开水，让孩子将脸部对着碗内的蒸汽。可以在孩子头上披一块毯子，将孩子的头部和大碗包裹在一起，以免蒸汽散失。让孩子深呼吸，可以有效缓解鼻塞。但注意不要烫伤孩子，最好在旁边协助。

饮食方面，应给孩子吃营养丰富、容易消化的食物，注意补充各种维生素、微量元素。引导孩子不挑食，多吃蔬菜水果，不要吃油腻辛辣的食物。

鼓励孩子多喝水，保持适量的锻炼，增强免疫力。

注意预防

预防感冒等急性传染病，在传染病流行期间，应少带孩子外出。根据天气的变化给孩子增减衣服，加强孩子的运动，增强体质，提高抗病能力。

如果孩子感冒了，应减少孩子白天活动的时间，并避免孩子吸二手烟和受到污染的空气，防止接触过敏物质，平时注意孩子的鼻腔卫生。

教孩子正确的擤鼻涕方法，先按住一侧鼻孔，稍稍用力外擤，然后交换。

在孩子游泳时，教他使用正确的姿势，尽量做到头露出水面，避免鼻孔进水。

如果孩子有牙痛现象，要彻底治疗。

平时可让孩子常做鼻部按摩，按照医生的要求及时服药与外用滴鼻剂。注意合理膳食，保持孩子大便通畅。

鼻后滴流综合征

病因

鼻后滴流综合征，是指在鼻腔、鼻窦的慢性炎症状态下，脓性分泌物经鼻腔倒流入鼻咽部、口咽部、下咽部，长期慢性刺激引起上述部位的继发性炎症及相关症状，常常是导致临床上慢性咳嗽的根源之一，是最常见却又容易被忽略的病因。大多数妈妈会带孩子去呼吸科就诊，但病原是位于鼻部，而且又多位于鼻腔后端以及鼻窦，部位比较隐蔽，容易被忽视。普通感冒、鼻炎等都可能引起这种病。

症状

咳嗽 一般会出现长期咳嗽(咳嗽持续3周以上)，以白天咳嗽为主，入睡以后较少咳嗽。到医院检查会发现，肺部正常，胸部X光片也没问题。

咽痒、鼻塞、流涕 会出现咽痒不适、频繁地清喉或鼻痒、鼻塞、流涕等症状。

妈妈怎么做

如果孩子长期咳嗽，久治不愈，则应该带宝宝去医院检查。

应该按照医生处方按时给孩子吃药。

医生可能会开一些鼻腔冲洗液冲洗鼻腔。进行鼻腔冲洗时孩子会感到不舒服，应该尽量鼓励他接受治疗，这样病才能好得快。

孩子在晚上刚躺下睡觉时咳嗽可能比较严重，应该帮他把上身垫高，减轻分泌物对咽部的刺激。如果咳嗽依然很严重，也可以按照医嘱给他吃一些镇咳的药物。

注意预防

平时让孩子加强体育锻炼，增强体质。

积极治疗原发病。

麦粒肿

病因

麦粒肿俗称针眼，是睫毛毛囊附近的皮脂腺或睑板腺的急性化脓性炎症，是儿童常见的眼病。

眼睑有防御外界病菌侵袭的能力，由于儿童免疫机能差，对感染的抵抗力不强，加上本性好动，经常用脏手揉眼等，细菌就会乘虚而入。

引起麦粒肿的细菌多为金黄色葡萄球菌，所以麦粒肿多为化脓性炎症。

症状

麦粒肿分为外麦粒肿和内麦粒肿。

外麦粒肿 在刚开始的时候感觉眼睛微痒，眼睑局部红肿充血，在靠近睑缘的地方有小硬结，感觉疼痛。几天后，在睫毛根部出现黄色脓疱，排脓后症状消失痊愈。

内麦粒肿 是睑板腺产生的急性炎症，症状与外麦粒肿相似，因为炎症发生在比较坚实的睑板组织内，所以疼痛比较剧烈，但是病情发展缓慢。严重时整个眼睑红肿，患病的一侧耳朵下淋巴结肿大，有压痛感。在脓肿尚未穿破之前，睑结膜表面常隐约露出黄色脓头。

俗称“针眼”
外麦粒肿：靠近睑缘处有小硬结，感觉疼痛，继而在睫毛根部出现黄色脓疱，排脓后症状消失
内麦粒肿：炎症发生在睑板组织内，疼痛剧烈

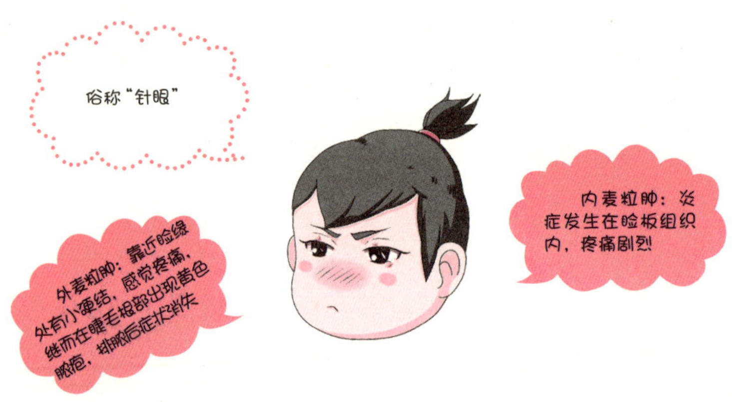

妈妈怎么做

发现孩子有麦粒肿症状需要尽快就医，确诊后根据医生的指导对孩子进行治疗和护理。

在麦粒肿初期或脓肿未形成时，可以进行局部湿热敷，每天 3 次，每次 20 分钟。热敷能加快眼部的血液循环，消肿止痛。

在麦粒肿急性期的护理中，注意不要让孩子受二手烟、油烟等熏灼。

不管是外麦粒肿还是内麦粒肿，都不要压挤脓液，以免细菌、毒素倒流，引起其他并发症。

饮食方面，要给孩子吃富有营养、易于消化的食物，多吃新鲜蔬菜和水果。尽量少吃油腻、味厚的食物，少吃糖，避免辛辣、刺激的食物。

注意预防

教育孩子注意用眼卫生，养成良好的卫生习惯，不要用手或不干净的毛巾擦眼、揉眼，揉眼会造成眼睛的机械损伤及传播致病微生物，引起感染性眼疾。

孩子饮食要清淡，多吃蔬菜、水果，少吃葱、韭菜、大蒜等辛辣、刺激性的食物，这类食物品会使热毒内攻，上串于目而引发感染性眼病。可适量饮用金银花露、绿豆汤等消火败毒。

保证孩子拥有充足的睡眠，不要让眼部肌肉过度疲劳。平时多锻炼身体，提高机体抗病能力。

眼病流行季节，孩子应少去人多的公共场所，少去公共游泳池游泳，游泳后用眼药水点眼预防感染。

达人妈妈实战攻略

麦粒肿如果没有及时治疗，可能加重炎症，感染周围组织，甚至造成失明；如果脓液中的细菌扩散到血液中，会造成败血症，甚至危及生命。

中耳炎

病因

中耳炎是中耳腔急性或慢性的发炎，是 4 岁以下婴幼儿最常见的疾病之一。

婴幼儿连接中耳到鼻咽部的耳咽管较短且较平，使得细菌很容易就从喉部进入耳朵，引起继发性细菌感染。当孩子营养不良、着凉、或者患有心脏病、肾炎、结核病时，就有可能诱发中耳炎。

婴幼儿喜欢仰着身体睡觉，如果有鼻涕就容易流入鼻咽腔，而孩子又不会擤鼻涕，这样容易诱发中耳炎；有的妈妈喜欢平卧哺乳，乳量多而且急，引起孩子呛咳，使乳汁流入中耳而引起发炎。

婴幼儿咽鼓管及鼻咽部淋巴组织丰富，容易被细菌侵害而发炎，如扁桃体炎、眼扁桃体炎等，进而诱发中耳炎。

刚出生的婴儿，羊水进入外耳道没有被发现，加上洗澡时污水感染，引起外耳道、鼓膜发炎，进而引起中耳炎。

有的家长在给孩子擤鼻涕时，会捏紧两侧鼻孔擤鼻涕，使鼻涕很容易进入中耳。

还有的孩子有挖耳朵的坏习惯，这样会损伤耳道的皮肤，引起外耳道炎，最后也可能蔓延成中耳炎。

症状

发热 最开始的症状是发热，体温可能达到 38℃ ~ 40℃。

耳痛 孩子在吸吮、吞咽及咳嗽时耳痛会加剧，有时候伴随部分听力丧失。一些年龄太小的孩子不会表述，可能表现出躁动不安或拉扯受感染的耳朵。

恶心、呕吐或腹泻 有的孩子可能出现恶心、呕吐或者腹泻等胃肠病症状的情况。

流脓 如果孩子的耳膜已经穿孔，就会有分泌物流出，开始时为血水样液体，逐渐变稠，直至转化为黄色脓液。如果中耳炎并发积水，耳朵会有肿胀感，吞咽时会听到“po、po”的声音或说话时有回音。

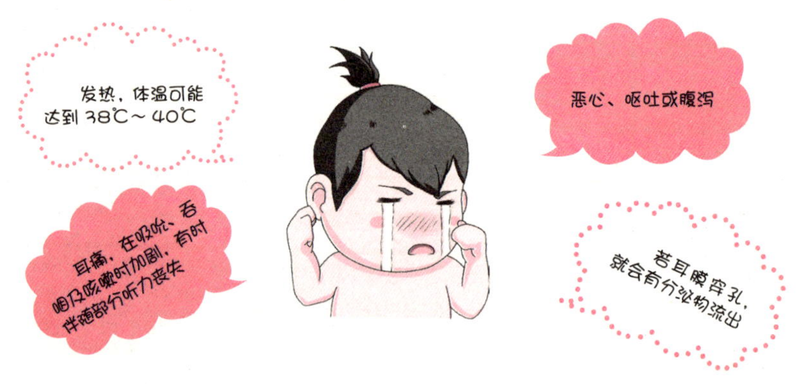

妈妈怎么做

如果怀疑孩子患有中耳炎，应该在 24 小时以内到医院就诊，根据医生指导配合治疗。

在给孩子耳朵用药前，先清洗外耳道及中耳腔内脓液。可用 3% 双氧水或硼酸水清洗，然后用棉花棒擦净或用吸引器吸出脓液再用药。

往孩子耳朵里滴药的时候，可以让孩子斜靠着，患耳朝上。将耳郭向后上方轻轻牵拉，由外耳道内滴入药液。然后用手指轻按压耳屏几次，促使药液经鼓膜穿孔流入中耳。给孩子用的滴耳药液要尽可能与体温接近，必要时可以隔水加热一下，以免药液过凉引起孩子眩晕。

要注意的是，千万不要随便相信偏方，将药粉吹进孩子耳朵，这样容易堵塞鼓膜的穿孔处，导致鼓室内的脓液引流不畅，加重病情。

将热水放入橡胶热水袋中，垫上一层薄毛巾，让孩子把疼痛的一侧耳朵枕在上面能够缓解疼痛。

如果孩子耳朵疼痛剧烈，应立即带孩子就医。

饮食方面，要让孩子多喝水，吃清淡的富有营养的食物，多吃蔬菜水果，不要吃辛辣、刺激的食物。

注意预防

教孩子学会正确的擤鼻涕方法，要先擤一侧鼻孔，再擤另一侧鼻孔，不要捏住双侧鼻孔一起擤，以免鼻涕和细菌经咽鼓管进入中耳，引起感染。

掌握正确的喂养方法，哺乳时应把孩子抱起来，头高一点。喂完后把孩子竖起来，帮他拍嗝，促使胃内气体排出。喂奶时不要过多过快，吐奶时，要马上抱起来，让其侧头把奶吐出来，或把孩子竖起来，防止奶流到咽鼓管里。

如果孩子在游泳或洗澡时耳内进了水，可用棉签吸出，并往耳内滴药。

不要用发卡、火柴梗等给孩子掏耳朵，以免划破皮肤引起感染。也要防止孩子将异物塞入外耳道。

积极治疗鼻窦炎、腺样体肥大、扁桃体炎等疾病。

教育方法要得当，切忌打孩子耳光。外伤可造成鼓膜破裂，使细菌乘虚而入造成中耳炎。

平时要注意休息，营养要合理，要注意锻炼身体，增强机体抵抗力。

达人妈妈实战攻略

若患急性中耳炎的患儿耳流脓3周以上，引流不畅，耳后红肿压痛，则并发急性乳突炎的可能性大，如不及时治疗可引起颅内感染，如脑膜炎。

急性结膜炎

病因

结膜炎多由细菌、病毒、衣原体感染引起，亦可见于过敏、外伤或理化因素损伤。

此病的传染性较强，主要通过接触毛巾、手帕、脸盆、玩具等物品传染，感染后很快发病，在春季和夏季极易流行。

症状

急性结膜炎起病较急，两眼同时或先后发病，主要表现为眼部不适，如异物感、烧灼感、痒感或刺痛感，伴畏光、流泪、分泌物增多，早晨起床后眼睑常被分泌物黏住，平时总爱眨眼睛。

结膜充血水肿，甚至眼睑肿胀，结膜下出血，或结膜下有灰白色伪膜形成。

妈妈怎么做

发现孩子眼睛红、总眨眼睛或者孩子说眼睛不舒服时，应及时带孩子就医。

细菌感染可在医生的指导下给孩子点氯霉素、洁霉素、利福平或诺氟沙星眼药水，睡前涂红霉素眼膏。病毒感染可点利巴韦林或无环鸟苷眼药水。

用凉毛巾或冷水袋冷敷可减轻充血或烧灼等不适感。不要热敷或盖眼。

若眼部分泌物多，可用生理盐水冲洗结膜囊。

要做好消毒隔离，患儿用过的毛巾、手帕和脸盆要消毒，晒干后再用。

饮食清淡，多给孩子饮水，多吃蔬菜和新鲜水果，从而保持孩子大便通畅，有利于清热解毒。

注意预防

帮助孩子养成良好的卫生习惯：不要用脏手揉眼睛，要勤剪指甲，饭前便后要洗手。

在此疾病流行期，尽量少带孩子去人口密集的公共场所，少带孩子出入公共游泳池。

家庭中个人用具，如毛巾、手帕、脸盆等应单独使用，避免交叉感染。

腺样体肥大

病因

其发病与鼻、咽部反复感染有关。

腺样体反复受炎性物质刺激而增生肥大，使鼻道气流受阻而减少，从而影响呼吸功能。

症状

腺样体是生长在鼻咽后部的一组淋巴组织，又称咽扁桃体、增殖体。2～6岁时腺样体增生旺盛，青春期后逐渐萎缩。当腺样体发生肥大时，鼻腔气流通过受阻而减少，孩子常代之以张口呼吸，白天活动后呼吸急促、鼻塞，夜间睡眠时则表现为打鼾、睡眠不实、易惊醒，晨起精神不振、头痛倦怠。增大的腺样体还会阻塞咽鼓管，造成听力下降和渗出性中耳炎。长久则记忆力下降、反应迟钝，甚至出现腺样体面容，其特点为：上唇短厚外翻、牙齿排列不齐、门齿外突、鼻根下陷、表情呆滞等。阻塞严重者可出现睡眠呼吸暂停综合征。

妈妈怎么做

如果孩子在睡眠时打鼾可让他侧卧或半卧位，减轻症状。

若症状明显，出现呼吸困难、活动后明显呼吸急促、睡时打鼾、反复中耳炎等情况的孩子，应及时就医，采取手术治疗，切除腺样体。手术以 2 ~ 5 岁为宜。

注意预防

平时预防呼吸道感染，如鼻炎、鼻窦炎等。

保持室内空气清新，温度、湿度适宜，让孩子感到舒适。

帮助孩子加强身体锻炼，增强免疫力。

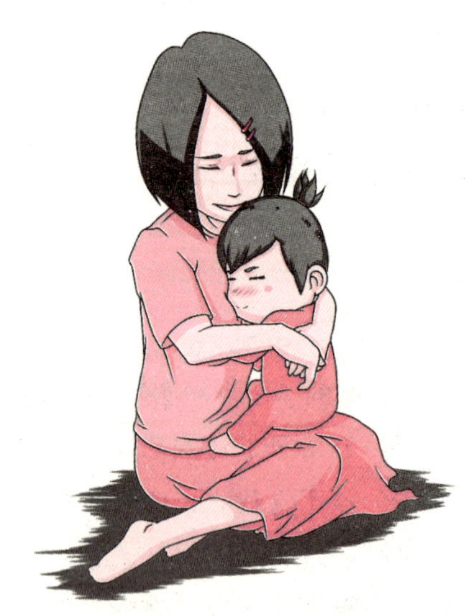

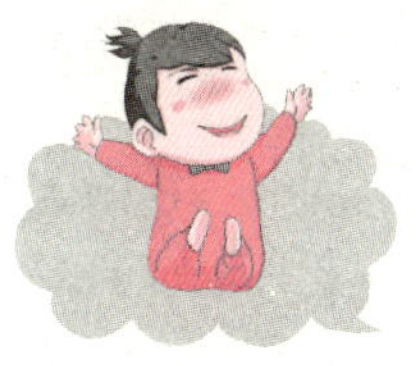

婴幼儿常见外科疾病

先天性肌性斜颈

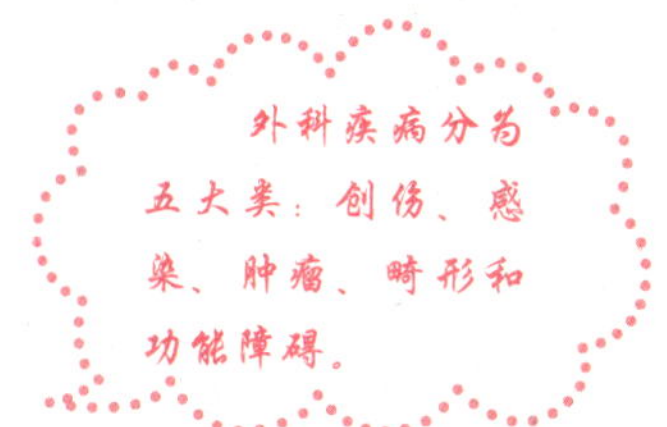

病因

先天性肌性斜颈，是俗称“歪脖”中的一种。是由一侧胸锁乳突肌挛缩导致的头和颈的歪斜畸形，其表现为孩子头部向病变一侧倾斜，下颌旋向正常一侧，颈部向病变一侧旋转和向正常一侧屈颈受限。

本病的直接原因是胸锁乳突肌的纤维化引起挛缩和变短，但引起此肌纤维化的真正原因还不清楚。

症状

梭形肿物 一般在孩子出生后 2 ~ 3 周出现，触诊患侧胸锁乳突肌中下 1/3 处可及一梭形肿物，质硬但不疼痛。

胸锁乳突肌形成条索 约 6 个月后肿物自然消失，胸锁乳突肌形成条索。

面部畸形、脊柱侧弯 如不加以治疗，逐渐出现头面部畸形。患侧面部变短变宽，面部不对称，颈椎和胸椎上段可发生侧弯。

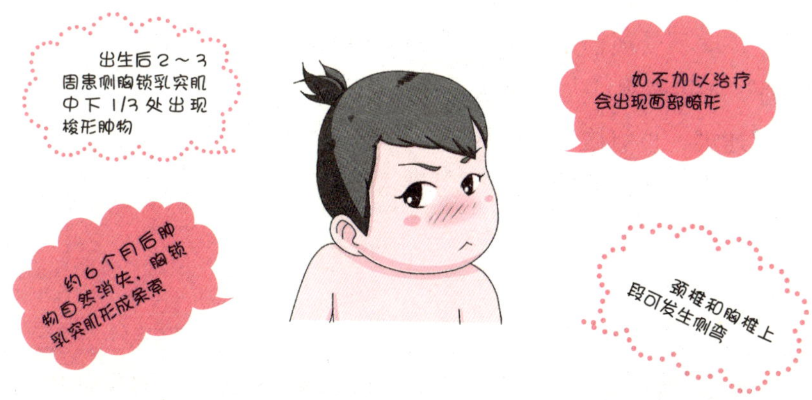

妈妈怎么做

要帮助孩子用手法治疗，这种方法适用于哺乳期婴儿。将孩子的头倾向健侧，使正常一侧耳垂接近那一侧肩部，再使下颌转向患病一侧肩部，如此反复牵拉 10 ~ 20 次，每天 5 ~ 7 次。此外，哺乳或睡眠时也要注意将孩子下颌部转向患病一侧，有利于牵引病变的胸锁乳突肌。

热敷疗法。用小号热水袋，温度保持在 45℃左右，放置于患部。

若手法治疗无效或者孩子 1 岁以上，就需要通过手术矫正。术后应该带领孩子坚持锻炼，下颌转向患病一侧，头部转向正常一侧，防止伤口粘连。

注意预防

在产前要纠正胎位不正，避免臀产和分娩时局部损伤。

隐睾

病因

隐睾是指男孩出生后单侧或双侧睾丸未降至阴囊，而是停留在其正常下降过程中的任何一处，也就是说阴囊内没有睾丸或仅有一侧有睾丸。隐睾的危害主要在于睾丸萎缩造成生育能力下降甚至不育，还有接近体表易受损伤、发生癌变或精索扭转等问题。因此，隐睾应早期治疗，不可忽视。

很遗憾，目前这种病的病因尚未肯定，但不是单一因素。有些可能与孩子体内睾酮水平低于正常水平和纤维带阻止睾丸下降有关。

症状

大多数患儿没有症状。

一侧或双侧阴囊空虚 儿童或成年后发现一侧或双侧阴囊空虚，体检未发现睾丸，有时在腹股沟区可触及包块，压迫有酸痛感。

合并疝气 患病一侧阴囊发育不良，很多孩子合并疝气。

妈妈怎么做

一旦发现孩子阴囊内没有睾丸或仅有一侧有睾丸，就要立即到医院就诊。

1 岁以内的孩子通过使用一些药物有可能使睾丸降入阴囊，如果到了 2 岁仍然不能下降入阴囊，则要考虑手术治疗。

平时注意避免磕碰或挤压腹股沟处。

疝气

病因

小儿疝气也叫“腹外疝”，是指腹内脏器（主要是肠管）通过腹壁潜在的管道或缺损向腹壁外突出。

致病原因为一般为小儿腹壁抵抗力低，腹内压增高。

一般来说，小儿疝气多发生在 2 岁以内。有的孩子在出生后第一次啼哭时就可能出现疝气，有的在出生后几个月发病。

症状

腹股沟出现肿块 一般在孩子出生后不久，在腹股沟出现肿块，通常在孩子哭闹、剧烈运动、大便干结时更加明显，有时会延伸至阴囊或阴唇部位，在孩子平躺或用手按压时会自行消失。

孩子腹痛、恶心、呕吐、发热、厌食或哭闹、烦躁不安 如果无法回纳，发生嵌顿，就会使孩子出现腹痛、恶心、呕吐、发热、厌食或哭闹、烦躁不安等症状。

妈妈怎么做

孩子出现疝气，应该马上带孩子到医院检查，如果是先天性的，可能需要手术才能治疗，如果是后天因素引起，一般根据医生的建议配合治疗和护理就能恢复健康。对于稍大一些的孩子，应适当注意孩子的饮食，给孩子增加营养，并加强运动，以增强体质。

应尽量减少甚至避免孩子哭闹、咳嗽、便秘、生气、剧烈运动等，不要让孩子长时间站立和下蹲，要注意让其平躺。

当孩子出现肿块坠下时，可用手轻轻将肿块推回腹腔。一旦发生突出物不能复位，应立即带孩子就医。

饮食方面，要适当给孩子增加营养，可以吃一些易于消化的补气食物，如山药、鸡蛋、鱼、肉等，或者适当给孩子补充富含膳食纤维的食物，避免辛辣、刺激的食物。

注意预防

平时要经常注意观察孩子的腹股沟部或阴囊处是否肿胀，或是否存在时隐时现的肿块，遇有疑问及时请教医生。给孩子穿衣时，不要将孩子的腹部裹得太紧，以免加重腹内压力。不要让孩子过早学习站立，以免肠管下坠形成腹股沟疝。

平时可多给孩子吃些易消化和含纤维素多的食品，以保持大便通畅。如果孩子出现排便困难，应采取通便措施，尽量不要让孩子用力解大便。不要让孩子大声咳嗽，避免孩子大声啼哭，防止腹压升高。

肠套叠

病因

肠套叠是小儿常见的急腹症，年龄多在 2 岁以下，以 4 ~ 10 个月的婴儿最多见，肥胖儿居多，男孩子发病率高，无明显季节性。

病因尚未完全明了，一般患肠息肉、梅克尔室息（小肠的一部分突起）和集合淋巴腺肿大的婴幼儿易患此病。

婴幼儿期是胃肠蠕动规律变化较大的时期，易发生肠蠕动紊乱。当外界因素改变时，如更换食物、气温变化，或患有腹泻、上感等疾病时，均可诱发肠蠕动紊乱而引起肠套叠。

症状

儿童肠套叠起病较缓慢，主要表现为阵发性腹痛、呕吐、腹部肿块，很少有血便，发生脱水、休克者少见。发病早期孩子一般情况良好，面色稍苍白。晚期可出现精神萎靡、嗜睡、脱水、发热甚至休克、腹膜炎等情况。

阵发性腹痛 突然出现阵发性腹痛，孩子哭闹、四肢乱动、面色苍白、出汗、拒食等。每次发作约数分钟，随后安静入睡或玩耍如常，约数十分钟后可再次发作。个别较小的婴儿以面色苍白、精神萎靡、嗜睡为主，而哭闹、腹痛症状不明显，称为无痛性肠套叠。

呕吐 起病不久孩子即出现呕吐。最初为奶块或食物残渣，后来可带有草绿色的胆汁，甚至是粪便样的物质。

血便 本病特征之一是病后 6 ~ 12 小时出现血便，常为暗红色果酱样，也可能是新鲜血便或血水，一般无臭味。

腹部肿块 孩子右上腹或中上腹出现肿块，呈球形或腊肠状，质地不太硬、表面光滑、推之可移动、压痛明显。以后随套叠的进展，肿块可沿结肠移至左腹部，严重时可套入直肠内。

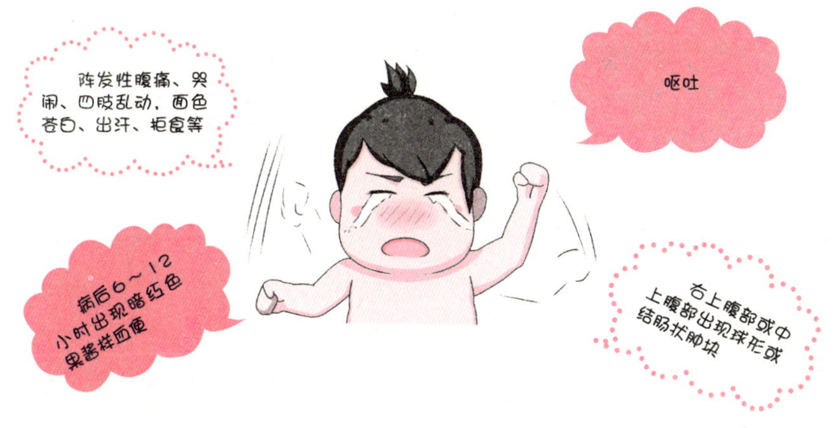

妈妈怎么做

发现孩子出现阵发性哭闹不安、呕吐、果酱样血便，腹部检查触到腊肠样包块时，应及时去医院就诊。医生会根据孩子病情采取措施：肠套叠早期，病程小于48小时，一般情况良好者，可以采取气体灌肠复位法，即通过塞入直肠内的导管，注入一定压力的气体，使套入的肠管逆行复位，此方法简单、痛苦少、见效快，但晚期或病情较重的孩子禁用此法。若孩子复位效果不好，应马上手术治疗。

气体灌肠复位后不要马上给孩子吃饭，应禁食观察2～4个小时，否则有可能再次发生肠套叠，要观察孩子一般状态、哭闹、呕吐、大便以及腹部情况，注意有无肛门排气。若孩子病情平稳，可试着喂他稀奶、米汤、豆浆等流食，再逐步过渡到正常饮食。

若孩子进行手术治疗，术后要尽量安抚孩子情绪，避免孩子哭闹不安，引起腹压增高。

保持伤口清洁，避免大小便污染。

无论是气体灌肠复位还是手术复位，近期都有肠套叠复发可能，因此，若发现孩子又出现阵发性哭吵、呕吐、烦躁不安等症状，应及时带他去医院就诊。

注意预防

注意天气变化，及时给孩子增减衣服，夜间盖好被子，避免腹部受凉。

给婴儿添加辅食要循序渐进，不要操之过急。

积极治疗原发病。

肠梗阻

病因

肠梗阻是儿童常见的外科急腹症之一，是指任何原因引起的肠道通过障碍，任何年龄的儿童均可发病。按病因将肠梗阻分为两大类：

机械性肠梗阻：也称器质性肠梗阻，是由于肠道内或肠道外器质性病变引起的肠管阻塞，可见于先天性肠闭锁、先天性肠狭窄、术后肠粘连、肠套叠、肠内异物或粪石、嵌顿疝等情况。

功能性肠梗阻：也称动力性肠梗阻，是由于肠道蠕动减弱致使肠内容物通过缓慢或停滞，可见于重症肺炎、肠道感染、腹膜炎、败血症、中毒性休克或先天性巨结肠等疾病。

症状

阵发性腹绞痛 患肠梗阻的孩子会出现阵发性腹绞痛，每次持续数分钟，间歇性发作。

伴有呕吐、腹胀、停止排便或打嗝等症状 高位肠梗阻时，症状为呕吐出现早，次数多，呕吐物量多；低位肠梗阻时，症状为呕吐出现迟，次数少，呕吐物含有粪便。高位肠梗阻会有较轻微的腹胀，而低位肠梗阻腹胀比较严重。因为频繁呕吐使体液和电解质严重丧失，孩子可能发生脱水、酸中毒、精神萎靡、烦躁或嗜睡、发热等症状。

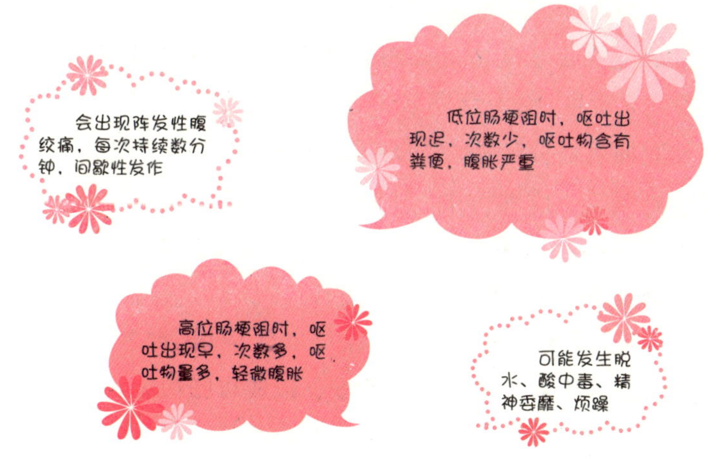

妈妈怎么做

平时要注意观察孩子腹痛、呕吐以及排便、排气情况，一旦发生肠梗阻症状，要及时带孩子上医院，查清肠梗阻的原因，及时处理。如果是机械性肠梗阻，特别是先天性肠道畸形，需要手术治疗。

如果孩子腹痛剧烈或腹胀加重，有烦躁、心跳加快等现象，应立即带孩子就医。

平时要注意给孩子保暖，避免着凉和感冒而引起感染。

孩子患肠梗阻后，要注意不能给孩子喝水或吃任何食品。待医生认为孩子可以进食以后才可进食，并且要少吃或不吃生冷食物。不吃土豆、花生、豆类等食物，以免胃肠受刺激后梗阻复发。

注意预防

生活中，孩子应加强运动锻炼，保证身体各个器官的正常运转。

要注意对孩子的饮食进行合理搭配，多吃蔬菜和水果，多喝水，餐后不能剧烈运动。

急性阑尾炎

病因

急性阑尾炎是小儿最常见的外科急腹症，多见 5 岁以上儿童，3 岁以下婴幼儿少见，发病无明显季节性。

阑尾腔梗阻是引起阑尾炎的主要因素。阑尾位于腹腔内右下腹部，是附属于盲肠的一段细肠管，犹如一条小蚯蚓，它的末端为盲端，另一端开口于盲肠内，盲肠中的内容物可经此口进入阑尾。如果粪石、蛔虫或异物残渣阻塞管腔即可造成梗阻。

细菌感染经黏膜或血循环到达阑尾也是发病因素之一。

也可能因为精神、环境因素改变，造成胃肠功能紊乱，阑尾肌肉和血管反射痉挛，血液循环障碍而引起炎症。

症状

临床表现有以下几点：

腹痛 为急性阑尾炎最主要的症状，出现最早，典型特点是转移性右下腹痛，初时在上腹部或脐周，经数小时腹痛转到右下腹部且固定，呈持续性或阵发性绞痛，有的孩子无转移性腹痛的特点，始终是右下腹疼痛。孩子常屈右腿侧躺，卧床不敢动或呻吟拒食，不敢直腰走路，多以哭闹表示腹痛。

胃肠道症状 出现在腹痛以后，以恶心、呕吐症状常见，但呕吐次数不多，呕吐物多为未消化的食物，有些表现为便秘或腹泻。

发热 也出现在腹痛以后，多为高热且持续时间起过 6 小时。

右下腹部压痛 为阑尾炎重要的体征，除压痛外，感觉局部肌肉发紧，似有抵抗感。

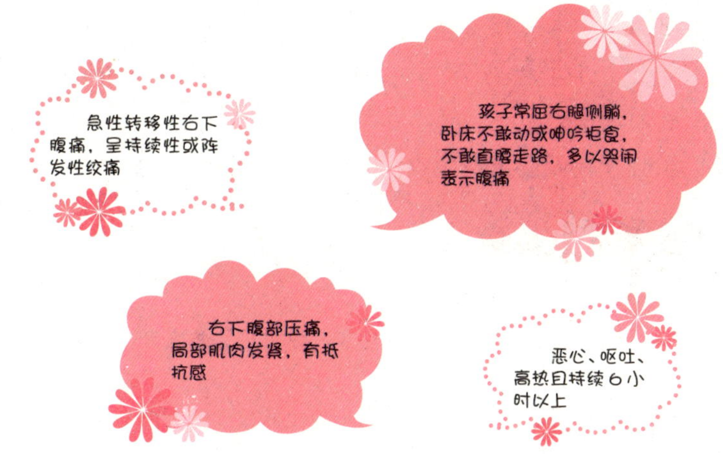

妈妈怎么做

当孩子腹痛，怀疑有急性阑尾炎的可能时，千万不能盲目给孩子服用止痛药，而应及早去医院诊治。急性阑尾炎一般需要手术治疗。

应根据医生指导对孩子进行护理。一般在术后 6 小时，要让孩子半坐起来，以利于引流和防止炎性渗出物局限于盆腔。术后 24 小时，要让孩子起床活动，以促进肠蠕动恢复，防止肠粘连发生，并注意观察孩子的伤口有无发炎。

一定要根据医生指导，到了规定的时间才能给孩子进食。一般症状较轻的孩子在术后 6 小时可以进流食，症状较重的孩子需要禁食、补液，直到肠蠕动恢复、肛门排气后才能逐渐恢复饮食。

饮食方面，一般手术后第 1 天可以让孩子吃流食，第 2 ~ 3 天吃软食，第 4 天可吃一般食物。建议给孩子选择营养丰富、易于消化的食物，严禁辛辣、刺激的食物。

注意预防

平时要让孩子多运动，增强体质，提高胃肠道功能，提高身体抗病力。但要避免剧烈活动，尤其不能在饱腹时剧烈运动。

在炎热难耐的盛夏，不能让孩子过于贪吃冰凉的食物。

饮食注意不要过于油腻，避免吃过多的刺激性食物。

如果孩子有慢性阑尾炎病史，更应注意避免复发，平时要保持孩子的大便通畅。

注意卫生。瓜果蔬菜要洗净，不要给孩子吃半熟的食品。教育孩子饭前便后要洗手。

及时治疗便秘及肠道寄生虫。

儿科医生温馨提醒

有关阑尾的错误观念需要纠正：

由于阑尾紧紧挨着盲肠，所以许多人把阑尾炎与盲肠炎混为一谈，实际上它们是不同的。

有些人认为阑尾是人类进化过程中退化的器官，无重要生理功能，切除阑尾对机体无不良影响。现代医学研究对阑尾功能有许多新的认识：阑尾具有丰富的淋巴组织，参与机体的免疫功能，应归于中枢免疫器官，它担负着机体的细胞免疫和体液免疫两大功能。最新研究成果证实，阑尾有分泌细胞，能分泌多种物质和消化酶，以及促使肠管蠕动的激素和与生长有关的激素等。因此，对切除阑尾要持慎重态度。

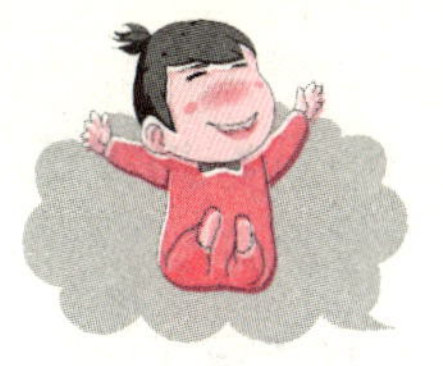

妇科疾病

儿童时期女孩外
阴发育差，缺乏雌激
素，阴道上皮抵抗力
低，易受感染。

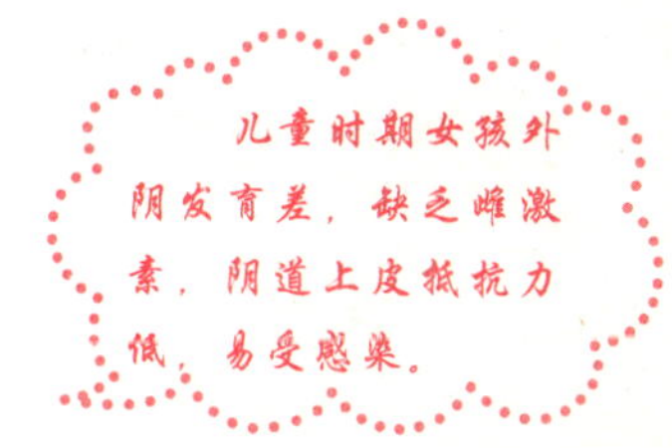

外阴阴道炎

病因

外阴阴道炎是儿童常见妇科病，发病年龄有很大不同，从婴儿期到青春期均可见到。

常见病因有以下几种：①细菌，如葡萄球菌、链球菌、大肠杆菌和淋病奈瑟氏菌。②真菌，如白色念珠菌。③寄生虫，如阴道毛滴虫、蛲虫。④异物，如曲别针、发卡。

感染方式有直接感染和间接感染两种。

有的还与长期使用抗生素、体内雌激素水平变化或原发病有关。

症状

临床表现：

有外阴局部红肿痒疼，尿道口、阴道口黏膜充血水肿。

阴道分泌物增多，呈黄色脓性、脓血性或豆腐渣样，有的臭味很浓。

可伴有尿频、尿痛、排尿困难或行走困难。

因手指搔抓，可使感染扩散。

妈妈怎么做

发现孩子有外阴阴道炎症状时，应及时就医。医生会采取外洗、坐浴、栓剂、膏剂、输液、口服等多种治疗措施。家长要按照医生的指导，及时帮助孩子治疗。

注意孩子外阴卫生，对污染的衣裤、毛巾要及时清洗消毒，最好用开水煮沸 15 分钟。

把大人的内衣和孩子的内衣分开洗。

孩子的衣物分类洗，内衣和外衣分开洗，尤其是袜子、鞋垫等物品一定不要和内衣一起清洗。

急性期让孩子卧床休息，避免剧烈运动，不给孩子吃辛辣、油腻的食物。

注意预防

女孩的内衣和父母内衣分开洗，以防交叉感染。女孩的衣物最好内衣、外衣分开洗，尤其是袜子、鞋垫等物品一定不要和女孩的内衣一起清洗。

最好为女孩挑选透气性较好的纸尿裤，并做到在女孩大小便后及时更换。

幼儿时期最好不要给女孩穿开裆裤。小屁股接触了不洁净的地面、地毯也可能导致生殖系统感染。

给女孩清洗要采用正确方法。给女孩冲洗小屁股时，一定要做到从阴道向肛门方向冲洗。女孩大小阴唇之间会存在一些白色黏腻的分泌物，要用干净的毛巾或棉棒将这些分泌物清洗干净。另外，一定要用干净清洁的温开水冲洗小屁股。对于习惯盆浴的女孩，在出浴后，也最好再用洁净的温水将屁股冲洗一遍。

如果妈妈患有宫颈炎、阴道炎等妇科疾病，爸爸患有前列腺炎等生殖系统感染性疾病应该及时治疗，以免间接感染。

不要带女孩去公共场所游泳、洗浴。

第四章

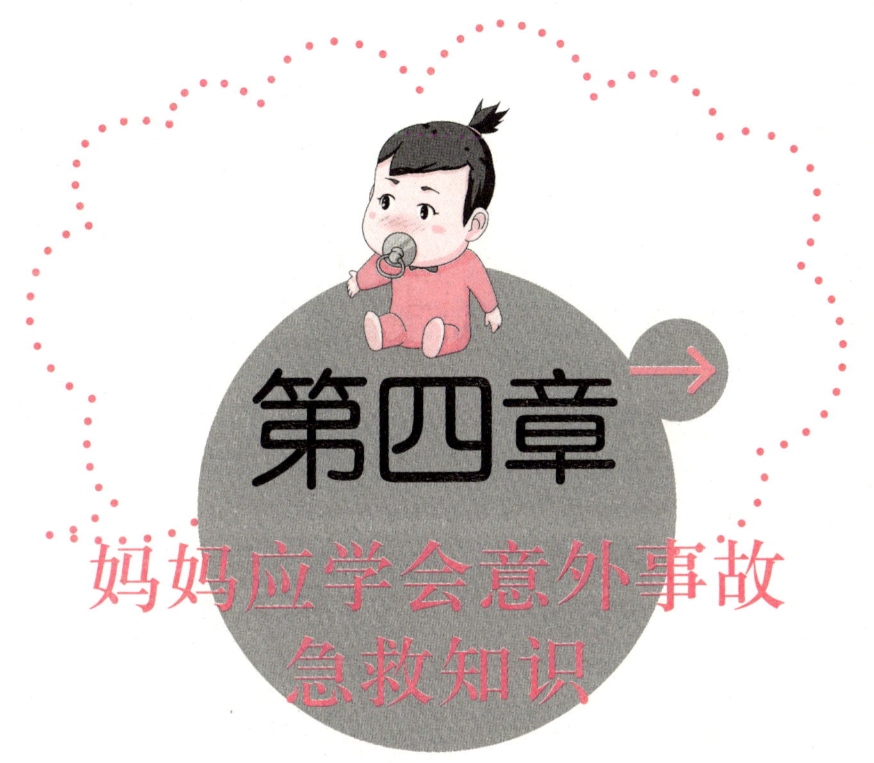

妈妈应学会意外事故急救知识

儿童意外急救常识

由于儿童对周围环境缺乏足够的认识，控制自己行为的能力差，加上动作协调性差，所以很容易发生意外。孩子发生意外后，就要求你必须在现场做出应急处理。由于意外的发生是不可预见的，孩子病情的发展也比大人快得多，所以，掌握一些日常意外急救的基本方法是非常有必要的。

孩子发生意外，应如何急救

孩子的意外事故，就其轻重可分以下两类：

一是迅速危及生命的，如触电、雷击、溺水、中毒、车祸、气管异物、外伤大出血等，这些意外事故必须在现场争分夺秒地急救，以避免因为抢救不及时而造成的死亡。

还有一类虽然不会马上致死，如各种骨折、烧、烫伤等，如果迟迟不作处理或处理不当，也可能造成死亡或终生残疾。

因此无论哪一类意外事故，都需要做出一些应急处理。那么在孩子出现意外事故后，我们该怎么样来急救呢？

对危重患儿的急救原则是：

首先，要做的是保住性命 家长一定要学会两种救命的方法，即人工呼吸和胸外心脏按压。在常温下，呼吸、心跳若完全停止4分钟以上，生命就危在旦夕，超过10分钟，就很难复苏。无论出现什么严重的情况，如果孩子呼吸、心跳都很不规则，快要停止或刚刚停止时，当务之急就是要设法用人为的力量来帮助孩子呼吸，以维持其血液循环。因此，当孩子的呼吸、心跳发生严重障碍时，只等送到医院再救，往往会造成不可挽回的后果。即使是高明的医生和先进的医疗器械，如果失去了挽救孩子的有利时机，也都是无能为力的。

第二，要防止残疾的发生 如孩子发生撞伤时，常致脊椎骨折，当怀疑是骨折时，运送时一定要用门板之类的平板抬送，如果在急救时处置不当，会遗留下残疾，造成终生不幸。很多妈妈因为缺乏这方面的常识或者疏忽大意，仍让孩子走动，或用绳索、帆布等软担架抬送受伤的孩子；有的妈妈对受伤的孩子采用或背或抱的办法送医院，使孩子脊椎骨折，疼痛剧烈，甚至会造成休克，加重病情。所以发生意外事故后先做什么，后做什么是必须要掌握的。

最后，要尽量减少孩子的痛苦 孩子出现意外后，家长要冷静，注意语言温和，动作轻柔，不要惊慌失措。有些孩子病危时神志清醒，如果家长只认为救命要紧，对其他方面不管不顾，也会对孩子的身体和心理造成一定的伤害。

达人妈妈实战攻略

发生意外事故时，首先要采取正确的急救方法，同时拨打急救电话，及时送医院进行救治。

心肺复苏术

心肺复苏术是将人工呼吸和胸外心脏按压结合，把氧气送入孩子肺部，并且把氧化血输送到全身各个器官的急救措施。当孩子出现无法自主呼吸和没有呼吸循环迹象时，必须尽快对孩子施行心肺复苏术，保证孩子体内重要器官的氧气供应，直到急救车到来。

心肺复苏术中的基础生命支持主要分为三个阶段：使呼吸道通畅、呼吸支持和循环支持。需要注意的是，对孩子实施基础生命支持的时间越早，尤其是能在呼吸循环骤停 4 分钟内就开始，孩子获救的希望越大。

使呼吸道通畅

要使呼吸道通畅，首先应让孩子水平仰卧，如果能看见口腔内异物和分泌物，要立即清除，解开孩子的衣领口，保持孩子气道通畅，用手推孩子的前额使孩子头部尽量后仰，同时另一只手臂将孩子颈部向前抬起。

呼吸支持（人工呼吸）

一手轻抬孩子的下颌，一手捏闭孩子的鼻孔，用自己的双唇完全护住孩子的嘴，注意包紧，不要漏气。做两次全力吹气，用眼睛余光可以观察到孩子胸部有起伏并感到有气流逸出。停下的时候自己做深呼吸，间隔两秒，再次进行上述动作。

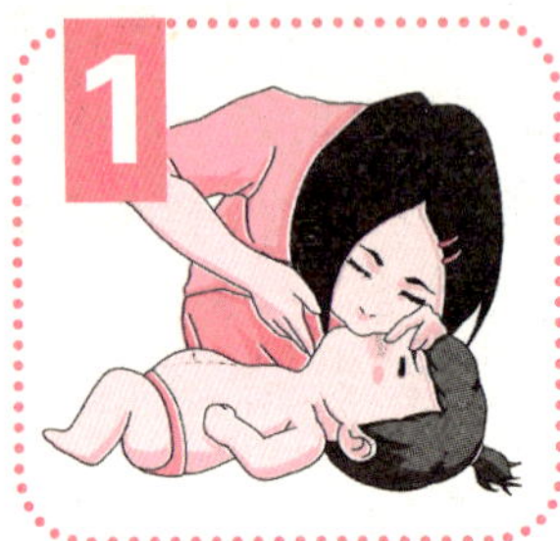

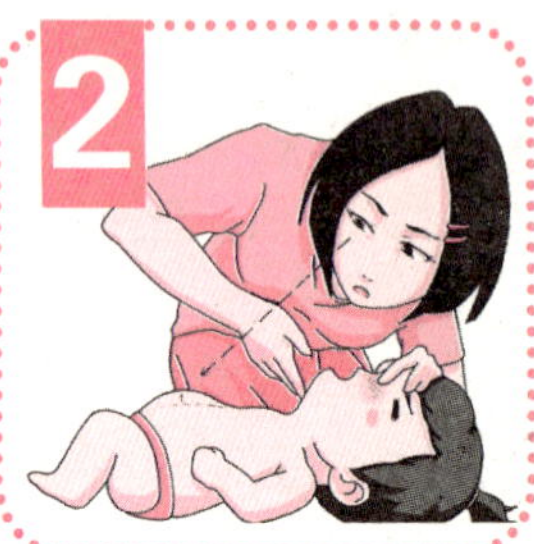

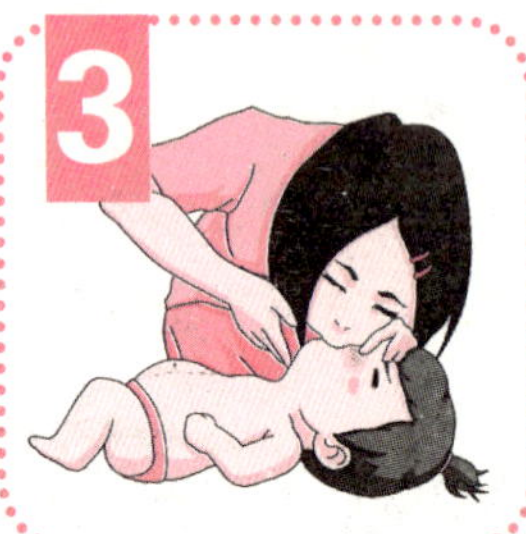

循环支持（胸外心脏按压）

如果孩子的心脏已经停止跳动，应立即对孩子进行胸外心脏按压。

如果是新生儿，家长用双手的拇指指尖垂直按压孩子左右两侧乳头连接线与胸骨的交点向下 1.5 ~ 2 厘米处。每分钟 120 次。

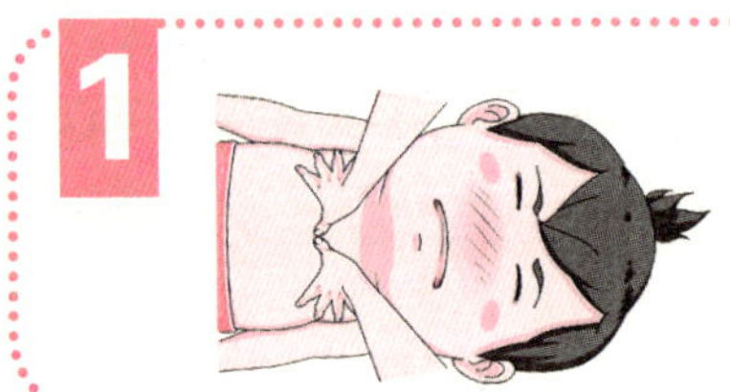

用双手的拇指指尖垂直按压孩子左右两侧乳头连接线与胸骨的交点向下 1.5 ~ 2 厘米处，大概位置即可。

如果是 1 岁以下的孩子，家长用食指和中指同时垂直按压孩子左右两侧乳头连接线与胸骨的交点向下 1.5 ~ 2 厘米处，每分钟 100 ~ 120 次。

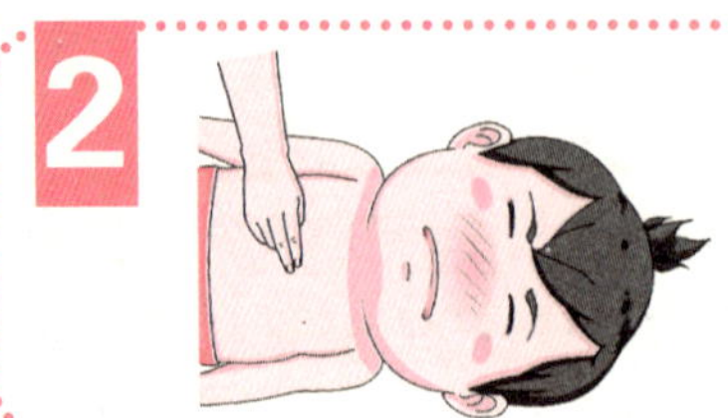

用单手食指和中指同时垂直按压孩子左右两侧乳头连接线与胸骨的交点向下 1.5 ~ 2 厘米处。

如果是大一些的孩子，家长用手掌根的边缘垂直按压孩子两个乳头连接线与胸骨的交点向下 2.5 ～ 3.5 厘米范围内，按压深度应达到孩子的 1/3 ～ 1/2 胸腔，按压频率应为每分钟 80 ～ 100 次。

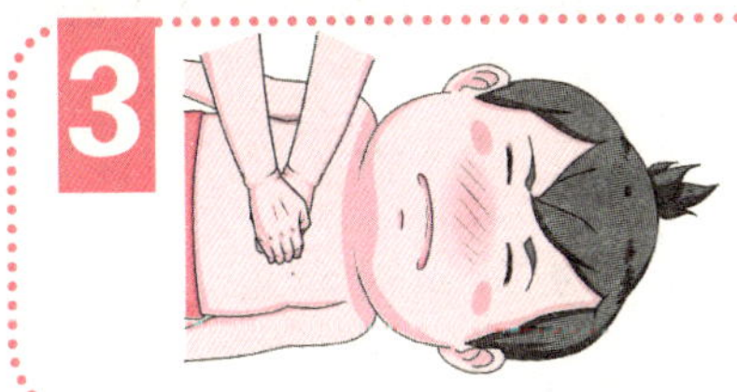

用手掌根的边缘垂直按压孩子两个乳头连接线与胸骨的交点向下 2.5 ～ 3.5 厘米范围内。

需要注意的是，按压时的双臂应当伸直肘部，不要弯曲，用双肩及上身的体重垂直按压在孩子的胸骨上；放松时，按压的手掌也不要离开孩子的胸壁。

对孩子的人工呼吸与胸外按压最好能同时交替进行。对孩子进行的按压与呼吸比例可分为单人 30 ：2 和双人 15 ：2。也就是说，若单人做，每按压 30 次，应该进行 2 次人工呼吸；若双人做，每 2 分钟交换一次，每按压 15 次，进行 2 次人工呼吸。

如果看护孩子的只有一个人，可抱着孩子去打急救电话，期间也不要停止抢救，要坚持进行抢救措施直到医院救护人员到来。

常备急救物品

体温表、碘酒、75% 酒精（用于皮肤消毒）、35% 酒精（用于物理降温）、退热药、创可贴、风油精、双氧水、抗生素软膏、医用胶布、纱布、棉签、止血带、剪子和镊子等。

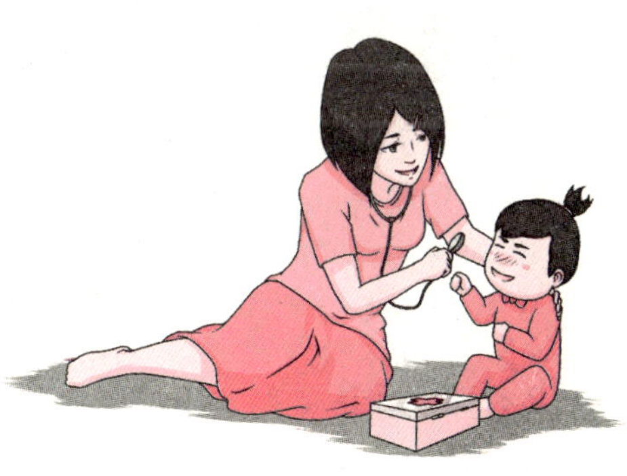

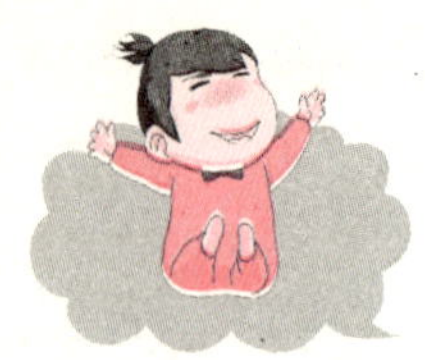

婴幼儿意外事故处置方法

触电

电击是由于电流通过人体所致的损伤。大多数是因人体直接接触电源所致，也有被数千伏以上的高压电或雷电击伤。

表现

接触 1000 伏以上的高压电多出现呼吸停止，200 伏以下易引起心肌纤颤及心搏停止，220 ~ 1000 伏的电压可致心脏和呼吸中枢同时麻痹。

孩子触电后会有头晕、面色苍白、心悸、四肢无力，甚至昏倒等情况，此时宝宝神志清楚、呼吸心跳均有规律，妈妈应让宝宝平躺休息，并留心观察，如以上症状消失，就不需要做特殊处理。

情况严重的话，孩子可能出现昏迷、心跳加快、呼吸中枢麻痹以至呼吸停止，皮肤有烧伤或焦化、坏死等情况。如果接触数千伏以上的高压电或雷电就有可能致死，致死的原因是由于电流引起脑(延髓的呼吸中枢)的高度抑制、心肌的抑制、心室纤维性颤动。电压高、电流强、体表潮湿、电阻小，容易致死。

妈妈怎么做

用不导电物体，如干燥的木棍、木棒等尽快使孩子脱离电源，一定要注意方式方法，防止自身触电。

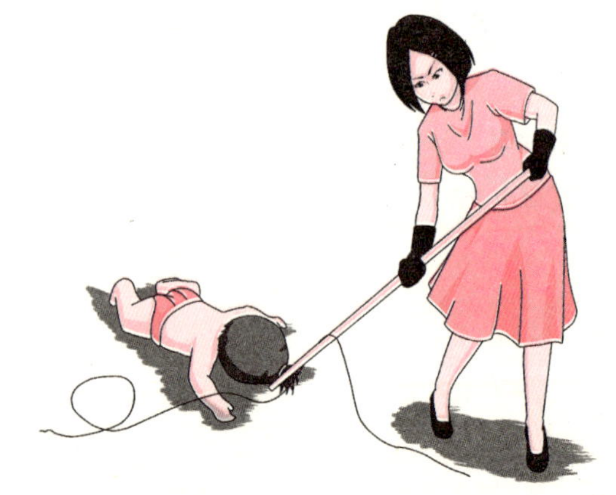

当孩子脱离电源后，根据他的症状马上采取相应措施进行急救：

如果孩子症状较轻，让他就地平躺，仔细检查身体，暂时不要让他起身走动，防止继发休克或心衰。

如果孩子呼吸停止、心跳存在，应将他就地放平，解松衣扣、做人工呼吸。也可以掐人中、十宣（即十个手指尖）、涌泉等穴。

心搏停止、呼吸存在的孩子，应立即做胸外心脏按压。

如果此时呼吸心跳均停止，则应在人工呼吸的同时施行胸外心脏按压，施行人工呼吸及胸外心脏按压，以1 ：5的比例进行，也就是人工呼吸做1次，心脏按压5次。抢救一定要坚持到底。

在处理电击伤时，一定要注意是否有其他损伤。

达人妈妈实战攻略

在急救的过程中，不宜移动孩子，如果确实需要移动，除了让孩子平躺在平板担架上以外，还应该继续抢救，中断时间不能超过30秒，直至到医院。

注意预防

要教育掌握家电知识，并时刻注意未断电前不要让孩子用湿手或湿布接触电器。

教育孩子不要玩弄灯头、插头、电线或插座。最好把孩子能够得着的电源、插座换成防触电插座或者插上安全插座保护盖。

家里的电热水器一定要有防漏电保护，以免漏电伤人。

冻伤

低温寒冷侵袭所引起的损伤称冻伤。冻伤可为局部或全身（冻僵），多因寒冷、潮湿、衣物及鞋带过紧所致，常发生于皮肤及手、足、指、趾、耳、鼻等处。

表现

冻伤分四度：

一度冻伤 受冻部位皮肤红肿充血，自觉热、痒、灼痛，症状在数日后消失，受损在表皮层，愈后除有表皮脱落外，不留瘢痕。也就是常见的“冻疮”。

二度冻伤 伤及真皮浅层，伤后除红肿外还有水疱，深部可出现水肿、剧痛，皮肤感觉迟钝。

三度冻伤 皮肤出现黑色或紫褐色，痛感觉丧失，伤后不易愈合。

四度冻伤 伤及皮肤、皮下组织、肌肉甚至骨头，可出现坏死，感觉丧失，愈后可有疤痕形成。

妈妈怎么做

应将孩子送到暖和的地方，用被子包裹全身以求保温，不能搓揉冻伤部位。

如果只有手脚冻伤时，应将孩子的手脚泡在37℃～40℃的温水中，也可喝温热的饮料或水，千万不能用热水或是火来取暖。

对全身严重冻伤的孩子必要时可进行人工呼吸，增强心脏功能。

对冻疮即一度冻伤除复温、按摩外，可用酒精、辣椒水涂擦，效果较好，涂抹冻疮膏也有一定疗效。二度冻疮如有水疱，可用消毒针穿刺抽出液体，再涂抹冻疮膏。三度、四度冻伤则须在保暖的条件下抢救治疗。

冻伤部位恢复后，要消毒患部并包扎。

注意预防

预防冻伤主要是注意保暖，增强抗寒能力。

烧伤、烫伤

儿童烧、烫伤在急诊中占较大的比例。轻者烫伤部位留下了疤痕，重者危及生命。儿童肌体器官的发育尚不完全，即便受到轻微的烧、烫伤，也会非常痛苦。如果烧、烫伤占全身表面 5% 以上，就可以使身体发生重大损害。烫伤后局部血管扩张，血浆从伤处血管中流出，很容易引发炎症。

表现

一般来说，孩子出现烧、烫伤的程度会因损伤的深度及面积而有所不同。

Ⅰ度烧伤 仅表皮外层损伤，未伤及真皮层，伤部发红、肿胀及有相当程度的疼痛。

Ⅱ度烧伤 表皮和部分真皮损伤，伤部皮肤发红、表面潮湿、有水疱，疼痛也较重，疼痛比Ⅰ度烧伤厉害。

Ⅲ度烧伤 整层皮肤及皮下组织受到破坏，伤部发黑或棕黄色，由于神经末梢被破坏，疼痛反而减轻。

妈妈怎么做

立即消除致伤的原因，包括脱去衣物，用冷水或冰水浸泡冲洗约 10 分钟，这是最有效的烫伤急救方法。

如果皮肤已出现水疱，可用消毒针刺破水疱，挤放出液体；如果水疱已破或已剥落，可用消毒的凡士林纱布暂包扎。

如果致伤的部位不能包扎，宜采用暴露法，使创面干燥，以减少感染的机会。

如果致伤的程度深，范围较大，或部位重要，就应紧急处理后立即送医院作进一步的处理。

不要扯下伤口处的粘连物。除了用冷水外，不要让其他任何东西覆盖伤口。

给受伤的孩子补充水分，给他喝些果汁或糖、盐水。

注意预防

儿童在日常生活中常容易发生烧、烫伤，许多烧、烫伤的发生是与爸爸妈妈的疏忽有关的，因此有效地预防烧、烫伤，父母职责重大。

给孩子洗澡时，家长一定要先试水温，避免水温太热，烫伤孩子。用澡盆洗澡，一定要先倒凉水，再倒热水。

家里的热水瓶、烧水壶、热水杯、汤锅、粥锅、火锅等都是危险的热源，这些都应当放到孩子够不到的地方。

电熨斗用完后，要及时放到安全处。孩子好奇，缺乏自我保护意识，用手去碰就会造成烫伤。

教育孩子不要在厨房打闹，反复讲明不能玩火、火柴以及煤气灶具，并告之它的危险性。

孩子发生烫伤，家长也不必紧张，以免手忙脚乱，耽误关键时期的治疗。

扭伤

孩子天性活泼好动，在上下楼梯、跳跃、玩耍时都可能引起膝部、踝部、腕部扭伤。

表现

受伤部位会出现不同程度的疼痛、肿胀、皮肤青紫或瘀斑，以及活动障碍等。

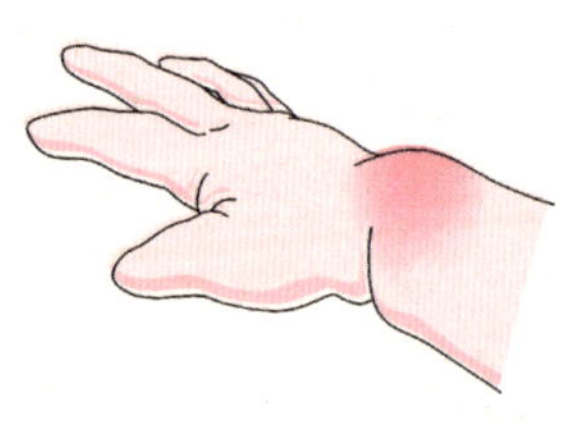

妈妈怎么做

有些妈妈对这一类的扭伤采用热敷的方法，甚至认为坚持行走锻炼，可以促进孩子的肢体功能恢复，其实，这些做法是错误的。关节扭伤后，如果按揉或热敷伤处，导致伤处血管扩张，增加出血量，会加重伤情，有的孩子踝关节扭伤后局部伤痛并不是十分明显，但盲目热敷处理或草率地揉捏按摩反而会加重踝部伤痛。

首先，要分辨伤势的轻重情况。对于症状轻的孩子，可在受伤后马上用冷毛巾外敷并抬高患肢，同时可以服用些活血化瘀类药物，以促进损伤组织的修复。冷敷能起到止血、消肿、镇痛的作用，而且越早越好。如果踝部扭伤已超过24小时，则应改用热敷疗法。因为热敷能加速局部血液循环，有利于消肿止痛、组织修复、代谢产物和瘀血的吸收。

如果受伤部位疼痛不剧烈，能够用力或行走，这种情况就可以自己医治，但受伤部位尽量少动、少用力，以免加重病情，3～5天后循序渐进地进行功能性锻炼。

因有些扭伤与骨折、骨裂难以区别，如感到受伤程度较重时，应尽早去医院诊治。

注意预防

尽量带孩子到平整宽阔的地方玩耍。

教育孩子不要随意打闹，反复讲明孩子在玩的同时要注意安全。

不要让孩子在你的视线之外独自玩耍。

有过扭伤经历的孩子，不要再次扭伤。

摔伤、跌伤

随着孩子的发育成长，3岁以后，活动能力增强，运动量增大，从会走到会跑会跳，跌倒、摔伤是很常见的。再加上孩子对事物的好奇心和兴趣的增加，在玩耍和日常生活中受伤的机会多起来，很容易摔伤。

表现

面部、口唇、牙齿、手脚、膝盖擦伤，更严重的发生骨折及头部外伤。

妈妈怎么做

轻微摔、跌伤的处理：如果伤口污染不严重，也不太痛，如表皮擦伤，可用冷开水或自来水清洗局部，然后用酒精或白酒涂抹即可，也可以用红药水。如果局部青紫肿胀，用红花油等有利于消肿的外用药物涂在受伤部位，直到消肿为止。要特别注意的是如果受伤时碰到铁器上，并有伤口，就不可掉以轻心，伤口可能有被破伤风杆菌感染而诱发破伤风。这时应及时带孩子到医院做相应的检查与处理。

头部外伤的处理：如果孩子受伤后，能够立即放声大哭，并跟你述说事情的经过等，说明大脑内没有受到伤害，没有意识障碍，可以让孩子仰卧在床上休息，但头部要垫高，如果孩子想睡觉，应该隔一段时间叫醒他一次，看看孩子的反应如何。

因为头部皮肤内血管比较多，小伤口有时也可能发生大出血，如果出血较多时，身体会特别冷，要使孩子身体保持温暖。应迅速、冷静地用干净手巾或纱布压迫伤口止血，然后赶紧送医院治疗。

如果出现下列症状之一，则说明大脑受损：①意识不清；②面色苍白、出冷汗；③双眼上吊或口角歪斜；④抽搐；⑤呕吐频繁；⑥耳鼻内流血或流水；⑦翻来覆去躁动不安或手脚肢体单侧或双侧瘫痪等。出现以上任何一种情况，必须立即送医院治疗。

孩子头部被撞击后，如果当时并没有明显的反应，身上也没有明显的伤处，千万不要以为就没关系了，有时孩子会在以后的数日内出现以下情况：情绪不好，不断哭闹或无精打采；孩子不停喊头痛；处于睡眠状态，不愿意睁开眼睛，还可能出现抽搐等。经常呕吐也足以说明大脑内部受损，应立即送医院检查治疗。

孩子发生骨折的处理：若孩子跌伤较重，出现明显骨折症状，如跌伤疼痛难忍，肢体不能自如行动，跌伤部位出现明显肿胀、畸形等，都可能是骨折。骨折可分为闭合性骨折和开放性骨折两类。骨折处皮肤未出现破损是闭合性骨折，断裂的骨头在皮肤组织内部。开放性骨折能从皮肤破裂处见到被折断的骨头。

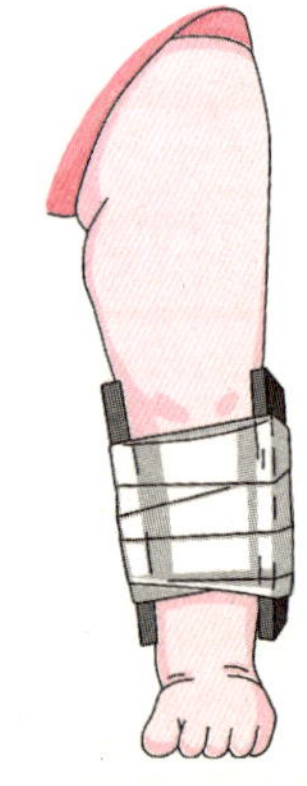

对开放性骨折，采取有效方法止血。凡是开放性骨折，由于骨折处周围组织血管破损，血液会从伤口向外流出，对此应立即止血，可先用指压止血法，压住伤口血管的上端，用干净的纱布、绷带等包扎伤口；不便包扎的伤口可扎止血带止血。

固定骨折肢体。因为肢体运动会使骨折周围组织进一步损伤。因此，现场急救时，通常需要固定伤肢。具体做法是利用木板等坚硬物夹住骨折处，并将骨折处的上下两关节都固定住。

达人妈妈实战攻略

孩子发生骨折，在做出必要的处理后，应马上将孩子送往医院，在途中要尽量注意保暖，并且不要让孩子自己走动，减少对伤处的碰撞，近而减少孩子的痛苦。

中暑

盛夏，往往在通风不良、闷热的房间内，以及烈日下和高温环境里，由于高温不断作用于人体，体内散热困难，易引起头痛、头晕、体温升高、恶心和呕吐等中暑症状，严重的甚至可发生虚脱晕倒。

儿童中暑分两型：一是婴儿中暑，多发生在6个月以内的小婴儿，是由过暖引起，多见于寒冷季节；二是年长儿童中暑，病因与症状接近于成人，多发生于夏季。

表现

刚中暑时，可出现恶心、心慌、胸闷、无力、头晕、眼花、汗多等症状。

轻度中暑 可有发热、面红或面色苍白、发冷、呕吐、血压下降等症状。

重度中暑 症状不完全一样，可分以下三种：第一，皮肤发白、出冷汗、呼吸浅快、神志不清、腹部绞痛；第二，头痛、呕吐、抽风、昏迷；第三，高热、头痛、皮肤发红、说胡话、昏迷。

妈妈怎么做

轻度中暑时，应立即敞开孩子衣被降温。用温水擦拭身体，主要是前胸、后背、手心、脚心、腋下、大腿腹股沟处等部位，年长儿童应立即搬移至阴凉通风处或空调房间平卧，头部不要垫高。用物理降温的方法，一般不用退热药，轻者一般经过上述处理会逐渐好转，再服用一些人丹、十滴水等。

采用物理降温的方法难以奏效时，可以给予药物降温。只有在下列情况下才可用药：

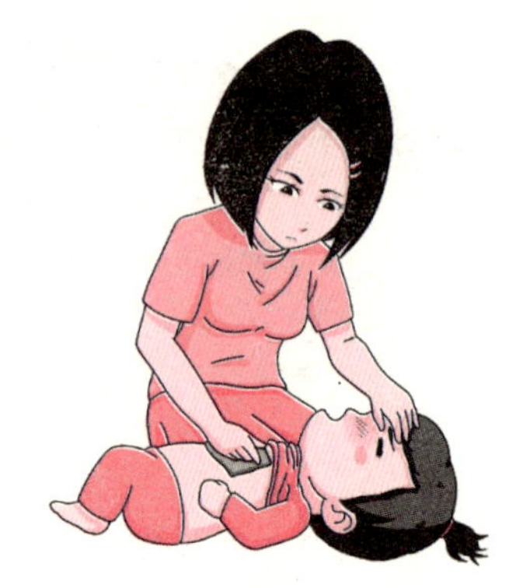

急性上呼吸道感染伴有中暑高热不退时。

中暑同时伴有其他急性感染。

中暑高热并伴有循环功能不全，经各种降温措施，体温仍居高不下。

用药量不宜过大。严重者应即送医院救治。

溺水

溺水主要是气管内吸入大量水分阻碍呼吸，或因喉头强烈痉挛，引起呼吸道关闭、窒息甚至死亡。如果合并心跳停止的称为“溺死”，如果心跳未停止的则称“近乎溺死”。这一分类对病情和预后估计有重要意义，但救治原则基本相同，因此统称为溺水。溺水是常见的意外，在带孩子游玩，比如，划船、游泳时，很容易发生溺水，所以家长一定要掌握急救办法，做到有备无患。

表现

溺水的孩子面部青紫、肿胀、双眼充血，口腔、鼻孔和气管充满血性泡沫。肢体冰冷，脉细弱，甚至抽搐或呼吸心跳停止。

妈妈怎么做

将孩子抬出水面后，应立即清除其口、鼻腔内的水、泥及污物，用纱布（手帕）裹着手指将孩子舌头拉出口外，解开衣扣、领口，以保持呼吸道通畅，然后抱起孩子的腰腹部，使其俯卧进行倒水。或者抱起孩子双腿，将其腹部放在你肩上，快步奔跑使积水倒出。或你取半跪位，将孩子的腹部放在你腿上，使其头部下垂，并用手平压背部进行倒水。

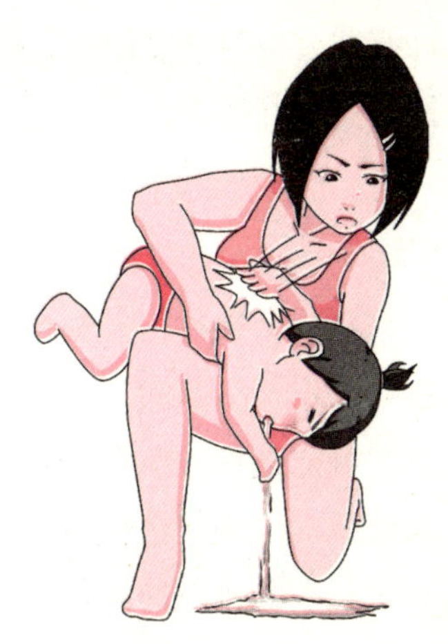

如果孩子呼吸停止，应立即进行人工呼吸，直至恢复呼吸为止。

如果孩子心跳停止，应先进行胸外心脏按压，直到心跳恢复为止。

注意预防

带孩子去游泳的地方玩，一定要注意安全，如果划船或者游泳，一定要先给孩子戴好游泳圈。

不要让孩子一个人在水边玩耍，一定要有大人在旁边保护。

猫、狗咬伤

凡是猫、狗咬伤，不管是病猫、疯狗还是正常的猫、狗（据有关文献报导，有相当多的一部分正常的猫、狗的唾液中带有狂犬病毒）都要注射狂犬疫苗，以防狂犬病的发生。

表现

咬后发病时间不定，可短于10天，亦可长至数年，一般是1～2月。

前驱期表现有低热、头痛、乏力、咽痛、焦虑、易怒、食欲不振等症状，还有怕声、怕光、怕风，喉部有紧缩感等症状。咬伤部位感觉异常，常有烧灼样疼痛感、发麻发凉、四肢似有蚂蚁爬行感。兴奋期表现为体温更高，躁动不安，害怕饮水，听见水声或被风吹时都可诱发局部或全身抽搐，口中唾液增多，常伴呼吸困难，但神志清楚。

麻痹期表现为抽搐停止，由暴躁转为安静，神智淡漠，呼吸循环衰竭，最后完全麻痹死亡。

妈妈怎么做

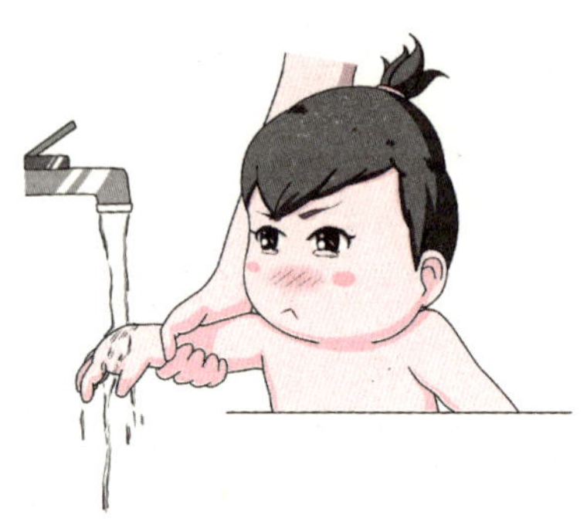

彻底冲洗伤口。狗咬伤的伤口往往是外口小、里面深，这就要求冲洗的时候尽可能把伤口扩大，并用力挤压周围软组织，设法把粘在伤口上动物的唾液和伤口上的血液冲洗干净。若伤口出血过多，应设法立即上止血带，然后再送医院急救。

冲洗伤口要分秒必争，以最快速度把沾染在伤口上的狂犬病毒冲洗掉。

伤口反复冲洗后，再送医院作进一步伤口冲洗处理（到医院伤口还要认真冲洗），接着应接种狂犬病疫苗。

记住：千万不要包扎伤口！

达人妈妈实战攻略

孩子被猫、狗咬伤后，有的妈妈对伤口不作任何处理，而是涂上红药水包上纱布，这样做更有害。切忌长途跋涉赶到大医院求治，而是应该立即、就地、彻底冲洗伤口，在24小时内注射狂犬疫苗。

注意预防

在日常生活中，要提醒孩子不要突然用手去摸狗或见到狗就奔跑，让孩子远离猫、狗，狗咬伤多发生在6～8月，这期间更应该告诉孩子注意。

如果看到可疑猫或狗，应通知有关单位，将可疑的猫、狗隔离。

蚊虫叮咬伤

蚊虫叮咬主要是指人体被蚊子或其他昆虫等叮咬、蜇刺后，出现的瘙痒、红肿、疼痛、过敏等不良反应。

表现

被蚊子叮咬以后，皮肤会出现红色的疙瘩，并感到强烈的瘙痒，有些甚至出现大片的斑块和坚硬的肿块，一般几个小时就可以消退，有的则长达10多天。

被昆虫蜇刺以后常常会出现红肿及过敏或者疼痛，正常情况下48小时以内就会消失。

妈妈怎么做

不管是叮咬还是蜇刺，都要注意观察孩子是否有过敏反应，一旦出现脸部肿胀、呼吸急促甚至吞咽困难、发热、嗜睡、呕吐、惊厥等情况，要立即带孩子就医。

对于被蚊虫叮咬后出现的瘙痒，可以通过马上涂抹药品来解决，可以使用炉呋洗剂或炉甘石洗剂、氯霉素眼药水等药品，也可以利用身边的东西，如肥皂、大蒜片、食盐等涂抹患处，同样可以达到止痒的目的。

对于被昆虫蜇刺以后，首先要清除留在皮肤里面的昆虫残体，然后涂抹相应的药物来止痒、止痛、消炎，如果情况比较严重，最好能带孩子及时就医。

要注意避免孩子抓挠瘙痒部位，以免造成皮肤破损而引起新的感染。

注意预防

饮食方面，平时可以让孩子适当多吃一点生大蒜，因为大蒜经人体代谢以后，可从汗腺排出一种有驱蚊作用的气味。平时还可让孩子多吃一些含B族维生素多的食物，如糙米、豆类、干果、花生仁等，也可以起到防蚊虫叮咬的作用。

生活中要注意孩子周围环境的卫生，不给蚊虫提供藏身繁衍之地，在卫生死角等地方要定期喷洒除虫剂。在野外要避免孩子招惹、刺激蜜蜂、蜘蛛等昆虫。

去野外的时候，最好先给孩子涂抹驱蚊虫的东西，有过敏史的孩子要注意事先询问医生哪些产品可以使用，以免造成过敏。夜间睡觉时也要在孩子周围使用电子驱蚊设备，并尽可能让孩子穿着长袖衣裤。

眼内异物

孩子出去玩，难免会有异物进入眼睛里，如何消除才能不给孩子的眼睛带来伤害，这就要求注意两点：第一，告诉孩子不能揉眼睛；第二，不能乱用眼药水。

妈妈怎么做

多数的孩子会因遭异物入侵而产生不适感，难免会用手去揉眼睛，却因此造成更大的伤害，所以当怀疑孩子因眼睛有“脏东西”而去揉眼时，首先须将孩子的双手按住，以制止他再去揉眼睛。

将孩子的头部固定住并向受伤的一侧倾斜。

准备一碗干净的凉开水(必须经过煮沸的冷水)或矿泉水。然后用凉开水冲洗眼睛5～10分钟。但不能用自来水洗眼睛，这样容易引起细菌感染。若入眼的异物量大且是污染重或是化学物品时，必须用干净的水源争分夺秒冲洗30分钟，不能因为找不到“干净水”而延误抢救时间。

待不适感稍稍缓和，可让孩子试着闭起眼睛，并让泪水流出，希望借此让异物随泪水自然流出眼睛。

根据眼内异物的分类做不同的处理：

沙尘类 用两个手指头捏住孩子的上眼皮，轻轻向前提起，向眼内轻吹气，刺激眼睛流泪，将沙尘冲出，这一方法如果不奏效，则翻开眼皮直接且仔细查找异物。先让孩子眼睛向上看，用手轻轻扒开下眼皮寻找异物，下眼皮与眼球交界处的皱折处易存留异物。如果没有，再翻开上眼皮寻找，以及眼皮的边缘和白眼球。找到异物后用干净棉签或手绢的一角将异物轻轻粘出。如果进入眼内的沙尘较多，可用干净水冲洗。

铁屑、玻璃、瓷器类 如果有铁屑进入眼睛，告诉孩子尽量不要转动眼球，取出有困难时，就不要勉强，尤其是在黑眼球（角膜）上，应该让孩子闭上眼睛，并立即去医院接受治疗。

化学物品类 当有强烈腐蚀性的化学物品不慎溅入眼内时，现场急救过程中要对眼睛进行及时、正规的冲洗。发生这样的意外时，要立即就近寻找清水冲洗受伤的眼睛，越快越好，早几秒钟和晚几秒钟，其后果会截然不同。冲洗时，将伤眼一侧头向下方，用食指和拇指扒开眼皮尽可能使眼内的腐蚀性化学物品全部冲出。若附近有一盆水，可让孩子立即将脸浸入水中，边做睁眼闭眼运动，边用手指不断开合上下眼皮，同时转动眼球使眼内的化学物质充分与水接触而稀释，必须注意的是：冲洗因酸碱烧伤的眼睛，用水量要足够多，绝不可因冲洗时感觉难受而半途而废。如果孩子太小，可以用手帮助孩子做眼皮开合的动作。伤眼冲洗完毕后，还应立即去医院接受眼科医生的检查和处理。

生石灰类 若是生石灰溅入眼睛内，要切记既不能直接用水冲洗，也不能用手揉。因为生石灰遇水会生成碱性的熟石灰，同时产生大量热量，反而会烧伤眼睛。正确的方法是：用棉签或干净的手绢一角将生石灰粉拨出，再用清水反复冲洗伤眼，至少 15 分钟，冲洗后勿忘去医院检查和接受治疗。

咽部异物

咽部异物最常见的是由于吃饭或食物引起的，如鱼刺、骨片、果核等物。咽部异物是耳鼻喉科常见急症之一，如果处理不当或不及时，常延误病情，发生严重并发症。较大异物或外伤较重者可致咽部损伤。

妈妈怎么做

咽分鼻咽、口咽、喉咽三部分，鼻咽和喉咽部异物必须请医生诊治。

鱼刺、骨刺、缝针等很容易刺在口咽部扁桃体或其他附近组织上。处理时，一定要对着充足日光或灯光，光线能直射在口咽部。让孩子张口，安静地呼吸，最好用压舌板或用两根筷子代替轻轻将舌头压下，使咽峡部露出十分清楚，如果是鱼刺，往往一端刺入组织，另一端暴露在外，呈白色，用镊子钳出。若不能顺利取出，不要采取吞咽馒头等强行咽下异物的方法，那样会使鱼刺或骨片越扎越深，应马上去医院急救。

位于舌根等处的异物，应该去医院，医生可在喉镜下将异物取出。

注意预防

教育孩子吃饭时不要讲话或玩耍。

示范给孩子如何剔除骨、刺。

气管异物

气管异物是儿科常见的意外事件，处理不当会造成严重伤害甚至死亡。

表现

孩子在进食或玩耍时，常因跑闹、惊吓、跌倒或哭笑将食物或小玩具误吸入气管，表现为突然剧烈咳嗽、呼吸困难、声音嘶哑、面色苍白，继之变为青紫，甚而失去知觉，昏倒在地。若不及时抢救，异物完全堵塞气管，则会危及生命。有时症状可能很轻，仅咳嗽几声，很容易被忽视。若异物卡在细小支气管不能咯出来的话，则会反复发生肺部感染。因此，最关键的措施是在现场将异物排出。

婴幼儿牙齿未健全，咀嚼功能未发育成熟，吞咽功能不完善，气管保护性反射不健全，易使食物进入气管。当异物落入气管后，最突出的症状是剧烈的、刺激性呛咳，出现气急、憋气，也可因一侧的支气管阻塞，而另一侧吸入空气较多，形成肺气肿，较大的或棱角小的异物(如大枣)可把大气管阻塞，短时间内即可发生憋喘。还有一种软条状异物(如粉条)吸入后刚好跨置于气管分支的嵴上，像跨在马鞍上，虽只引起部分梗阻，却成为长期的气管内刺激物，孩子将长期咳嗽、发热，甚至导致肺炎、肺脓肿形成。

妈妈怎么做

当孩子出现异物呛入气管的情况时，可采用以下两种方法尽快清除异物：

对于婴幼儿，可立即倒提其两腿，头向下垂，同时轻拍其背部。这样可以通过异物的自身重力和呛咳时胸腔内气体的冲力，迫使异物向外咳出。

大一些的孩子可以让他坐着或站着，妈妈站其身后，用两手臂抱住孩子，一手握拳，大拇指向内放在孩子的脐与剑突之间，用另一手掌压住拳头，有节奏地使劲向上、向内推压，以促使横膈抬起，压迫肺底让肺内产生一股强大的气流，使之从气管内向外冲出，逼使异物随气流直达口腔，将其排除。

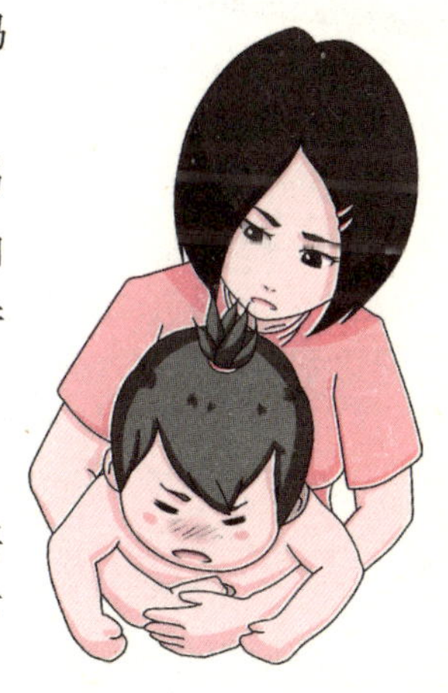

若上述方法无效或情况紧急，应立即将孩子送医院，医生会根据病情施行气管镜下异物钳取术或做气管切开术。

注意预防

婴幼儿气管、支气管异物是一种完全可以预防的意外事件。要教育孩子养成良好卫生习惯。

孩子进食时，不要逗他说笑、哭闹，以防食物呛入气管。

教育孩子不要把小东西放在嘴里玩，纠正孩子口内含物的不良习惯。

如发现孩子口内含着东西时，应婉言劝说，让他吐出来，不要用手指强行挖取，以免引起孩子哭闹而吸入气管内。

果冻引发窒息

孩子吃果冻的时候，有时会边跑边吃，也有时边吃边说话，这样不慎将果冻吸入呼吸道的事情时有发生。

妈妈怎么做

遇到这种紧急情况，要使孩子倒立，然后猛拍其后背，设法利用孩子胸腔的压力把果冻挤出来。

达人妈妈实战攻略

千万不要让孩子在慌乱之中继续向肺部深吸果冻，要迅速把孩子送往医院抢救。

如果异物还卡在孩子喉管中，应采取以下措施：

· 婴幼儿：立即抓住两腿将孩子倒提，头向下垂，在背部的肩胛之间拍打几下。再让孩子仰面躺下，用力拍打胸骨之间 5 次。多重复几次，直到吐出异物时为止。如果无法取出异物，应立即将孩子送往医院。

· 年龄较大的孩子：方法同气管异物。

· 如果孩子正在咳嗽，切莫打扰他。因为咳嗽是在利用腹腔及胸腔压力把异物咯出的最好办法。如果异物没有咯出，再采取其他办法。

注意预防

果冻引发的窒息是完全可以避免的，在给孩子吃的时候一定要将果冻从塑料盒中取出，甚至可以捣碎以后再让孩子食用，不要让孩子吸食。

异物入耳

由于无知和好奇，孩子有时会将手里玩的小东西塞到耳朵里去，如圆珠子、小豆子、小石块等，形成外耳道异物。在夏天，孩子在外面散步、乘凉，昆虫飞进或爬进耳朵里的事也是常有的。

表现

异物入耳多指小虫误入耳道，少数是因为游泳、玩耍时将异物置入耳道。小虫入耳，耳孔内会有跳动爬行感，孩子会感到难以忍受的声音和耳痛。大的异物可引起听力障碍，耳鸣、耳痛和反射性咳嗽。豆类遇水膨胀可刺激外耳道皮肤发炎、糜烂，会有剧烈的疼痛。

妈妈怎么做

告诉孩子千万不要紧张、害怕，小虫飞进耳朵时要马上用双手捂住耳朵并张大嘴，这样可以防止耳朵的鼓膜被震伤。

小虫飞入耳道，应马上到暗处，用灯光或手电筒光等照有虫子的耳道，小虫有趋光的习性，见光会自行出来。

用食用油(甘油也可以)滴3～5滴入耳，过2～3分钟，把头歪向患侧，小虫会随油淌出来。

小虫入耳后，取食醋适量，滴入耳内，小虫也会自行出来。

耳道进水时，将头侧向进水一侧，用手将耳朵往下拉，然后用同侧脚在地上跳几下，水会很快流出；也可以棉签轻轻插入耳中，将水分吸干。切记，当游泳或洗澡时耳道不慎进水，应及时使耳道内水流出，防止引起中耳炎。

豆入耳道时，选一根细竹管，其直径与耳孔一样大小(如毛笔竹套)轻轻地插入耳道，然后嘴对着竹管外口，用力吸气，豆子会被吸出来。

耳道内滑进小圆珠、玻璃球时，不要用钳子取，钳子容易将异物送入耳道深部。不要用尖锐的物质挖捣耳内异物，以免造成耳内黏膜和鼓膜的损伤。应立即去医院，向医生寻求帮助。

豆类、玉米、米麦粒等干燥物品入耳，不宜用水或油滴耳，否则会使异物膨胀更难取出。异物进入耳道多日，或疼痛较重时，不宜延误，立即去医院治疗。

注意预防

教育孩子不要自己挖耳孔，不要随便挖耳垢，因为耳垢能保持耳道的适宜温度还可以黏附灰尘，防止小虫子钻进耳朵。

不要将小物件塞入耳内。

给孩子买的玩具要坚固，以免小零件脱落。

如果孩子原来鼓膜穿孔，异物入耳时不要用冲洗法。

咬断体温计

按规定，小儿体温测定可放在腋下或肛门部位测试。也有一些妈妈喜欢把体温计放在孩子的口中测试。孩子控制能力较差，很容易咬断体温计，结果体温计中水银就会被吞入胃里。

妈妈怎么做

如果给孩子测体温时，孩子不慎咬断温度计，将水银吞入，千万不要给孩子喂牛奶、豆浆或鸡蛋清，因为水银会和这些食物中的蛋白质结合，加快水银的吸收而中毒。应该立即让孩子将碎玻璃吐出，并用清水漱口，清除口内的碎玻璃。

如已吞下玻璃碴，可让孩子吞吃一些含纤维素多的蔬菜，使玻璃被蔬菜纤维包住，随大便排出。只要没有大块碎玻璃被吞下就不会有危险。

水银是一种重金属，化学性质很不活泼，所以不会在胃肠道内被吸收而中毒。只有离子状态的水银可以在肠道内被吸收，误食后可引起中毒。通常情况下，误咽温度计内的水银后，少则几小时，多则十几小时，即可从粪便中排出。

对于散落在地的水银要及时清除，因为水银在常温下即可挥发成气态汞，大量吸入后可引起中毒。

现在有儿童专用的电子体温计，还有耳温枪，都比较安全、方便。

误服药物或毒物

现在由于对家中常备药物及有毒物品管理不善，导致孩子错把药物当作糖果或饮料服用而中毒时有发生。遇到这种情况，应该立即把孩子送往附近的医院抢救；如果离医院较远，应该在呼叫救护车同时进行现场急救。

表现

某些药品的不良反应或毒性小，如维生素类药，即使是吃错了或多吃了一两片，一般问题也不大。而有的药物误服后后果会严重一些，如有一定的剂量限制的安眠药及某些解痉药、退热药等，孩子多吃会出现昏睡、昏迷、心跳剧烈加快（或减慢），甚至休克等症状。另外一些外用药品大多具有毒性及腐蚀性，如果吃错了应及时处理。

妈妈怎么做

首先要辨明孩子吃的是什么药物或毒物，如果搞不清楚，就要将装药品或毒物的瓶子及孩子的呕吐物，一同带往医院检查。

催吐。催吐的目的在于尽量排出胃内的毒物，减少其吸收。如果孩子不到2岁，可以一手抱着他，另一手深入他的口内刺激咽部使他将药物吐出来。如果孩子2岁以上，可以先给他喝大量的清水，然后刺激咽部使其吐出来。催吐必须及早进行，若超过三四个小时，毒物已经进入肠道，催吐也就失去了意义。

达人妈妈实战攻略

要注意的是已经昏迷的孩子和误服汽油、煤油等石油产品的孩子不能进行催吐，以防发生窒息。

如果孩子误服强碱药物，应立即服用食醋、柠檬汁、橘汁等；误服强酸，应使用肥皂水、生蛋清，保护胃黏膜。

如果孩子误喝了碘酒，应赶紧给孩子喝米汤、面糊等淀粉类流质，以阻止人体对碘的吸收；错喝了祛癣药水、止痒药水、驱蚊药水，应立即让孩子多喝浓茶，因茶叶中含有鞣酸，有沉淀和解毒的作用。

注意预防

家中常备药品应放置在孩子无法拿到的地方，瓶装药品标签明显，不要随便改变瓶装，不要与食物放在一起。

不要用空的饮料瓶存放有毒及有强烈腐蚀性的液体，以防孩子误服。

煤气中毒

煤气中毒，即一氧化碳中毒。一氧化碳是无色无味的气体。煤气中毒多数发生在用煤球和煤饼取暖的家庭。另外，家用煤气使用不当也会造成煤气中毒。一氧化碳与血红蛋白的结合力约强于氧气与血红蛋白结合力的200倍，如果结合，不易分开。

表现

轻度中毒者 感到头晕、头痛、恶心、呕吐、神志不清。

重度中毒者 口唇呈樱桃红色，全身皮肤潮红，神志不清，甚至昏迷，呼吸短浅，四肢冰凉，甚至大小便失禁。

妈妈怎么做

立即把孩子搬到室外空气流通的地方，尽快松解领口和腰带，使其呼吸不受任何限制，吸入新鲜空气，排出一氧化碳，但要注意保暖，最好将孩子用厚棉被包裹好。

症状轻的，可喝些热浓茶，这样不但可抑制恶心，而且有助于减轻头痛。一般 1 ～ 2 小时即可恢复。

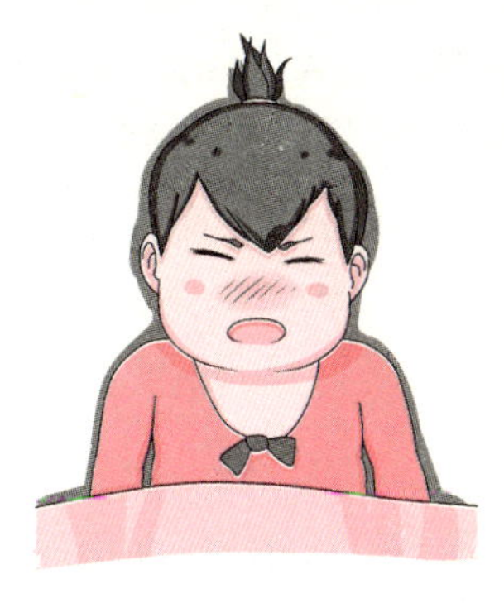

症状严重的，恶心、呕吐不止，神志不清以致昏迷者，应及时送医院抢救，最好送到有高压氧舱设备的医院。如果拖延时间较长，昏迷的孩子可受到不同程度的大脑损伤。护送途中要尽可能清除孩子口中的呕吐物或痰液，将头偏向一侧，以免呕吐物阻塞呼吸道引起窒息。

如果孩子呼吸不匀或微弱时，可进行口对口人工呼吸抢救。如果呼吸和心跳都已停止，可在现场做人工呼吸和胸外心脏按压，即使在送医院途中，也要坚持抢救。

注意预防

冬季用煤炉，室内要装通风设施。

煤炉使用时间较长，要经常检查是否烟筒被灰渣堵塞。

使用煤气做饭、烧水后一定要将阀门关闭。

警告孩子不要动燃气阀门。

家中燃气管线要定期更换，以免管线老化漏气。

食物中毒

食物中毒多发生在夏秋季，主要是因为误食细菌污染的食物而引起的，是一种以急性胃肠炎为主要症状的疾病。最常见的为沙门氏菌类污染，以肉食为主，葡萄球菌引起中毒的食物多为乳酪制品、糖果糕点等，嗜盐菌引起中毒的食物多是海产品，肉毒杆菌引起中毒的食物多是罐头肉制品。

表现

食物中毒以呕吐和腹泻为主要表现，常在进食后 1 ～ 24 小时内出现恶心、剧烈呕吐、腹痛、腹泻等症，继而可出现脱水和血压下降而致休克。

肉毒杆菌污染所致食物中毒病情最为严重，可出现吞咽困难、失语、复视等症状。

妈妈怎么做

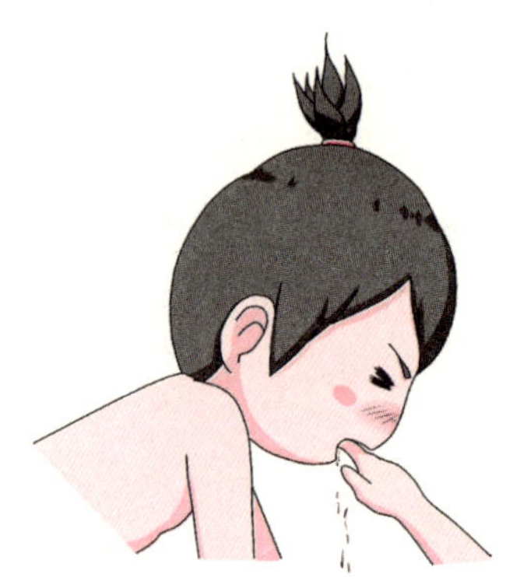

催吐。如果食物中毒发生的时间在1～2个小时内，可以多给孩子喝白开水，然后用手指或筷子伸入喉咙进行催吐，以尽量排出胃内残留的食物，防止毒素进一步的吸收。

导泻。如果中毒已经超过两个小时，且孩子精神尚好，则服用一点泻药，促进中毒食物尽快排出体外。

解毒。如果是吃了变质的鱼、虾等引起的食物中毒，取食醋100毫升，稀释后一起服下；若是饮用了变质的饮料，最好的办法是服用鲜牛奶或其他含蛋白质的饮料。

禁食。食物中毒早期应禁食，但不宜过长。

注意预防

禁食霉腐变质的食品可预防食物中毒发生。

虽然吃了相同的食物，有人会发病，有人却安然无恙，这是由于每个人抵抗力不同。但婴幼儿抵抗力较弱，更容易发生食物中毒。因此平时就应注意食品安全。

多留意容易导致中毒的食物，如鱼贝类、蛤、腊肠加工品、冰激凌、奶油面包及牛奶、棒冰等食物。

另外，吃过了时节的贝类，也很容易引起中毒，因此要特别注意那些不合时令上市的食品。

手指夹伤

在日常生活中，家庭、幼儿园和学校的门、铁闸、窗框、抽屉或者汽车门等，最容易夹伤手指，伤者多是活泼好动的孩子。

表现

夹伤后轻者出血肿胀，重者可引起手指切断、指甲脱落或关节出血等。

妈妈怎么做

妈妈不必惊慌，先安慰孩子，看见有出血处要及时进行止血和消毒。

用厚纸板等物件支撑起孩子手臂部，然后用绷带扎好，再将手臂用三角巾固定。

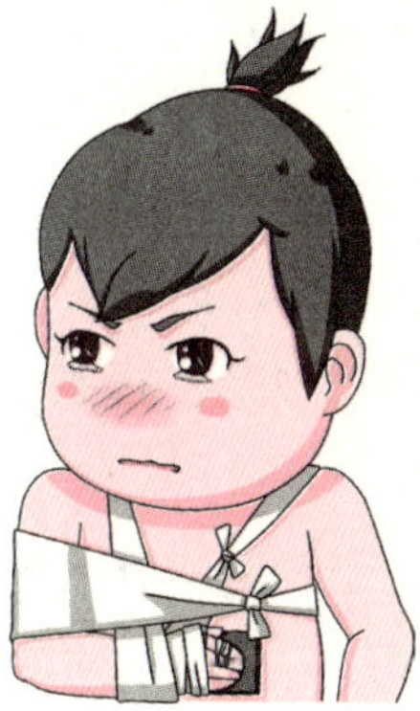

如果出现紫色的出血现象或肿胀时，有可能是手指部的骨骼发生了骨折，应及时去医院进行诊治。

如出血不止，可将受伤的手指抬高超过心脏，以减轻疼痛和止血并去医院。

治疗夹伤期间避免洗浴。

注意预防

学校、幼儿园和家里都应注意采取相应措施，防止孩子夹伤，例如，平时注意门要锁上，防止被风刮开或者孩子把门打开。还可以在孩子经常出入的门上面装上防撞条。

对孩子进行安全教育，告诉他怎样做才是安全的。

颈部、头部撞伤

滑倒或从高处跌落时，如果颈部受到强烈的撞击是很危险的。因为颈椎中有脊髓通过，如果颈部神经受损，就会造成瘫痪，重者会危及生命。

妈妈怎么做

让孩子平躺，因为水平躺着可使背部伸直，但不要移动头部和颈部。最重要的是不要让孩子坐着。

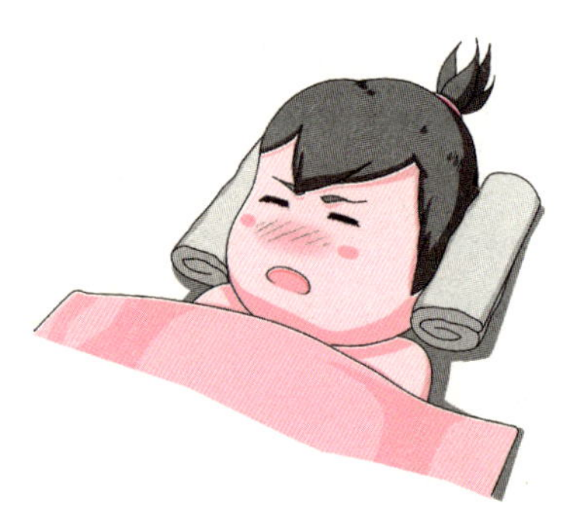

固定颈部。将毛巾或衣物等卷成圆筒状放在孩子颈部的周围固定，以防止颈部移动。若必须移动时，一定要几个人同时抬起孩子，轻抬轻放，千万小心。

冷敷、止血。用冷水将毛巾弄湿或用冰块敷在撞击的地方。如有伤口，可用双氧水消毒伤口；如有出血，就用干净的布块加压止血。

保持身体温暖。出血较多时，身体会特别冷，所以要加盖毛毯、被子等物品，使孩子身体保持温暖。

如果孩子受伤后意识清醒，要用温柔的语言安慰他，但不能摇晃和吵闹，要保持安静。

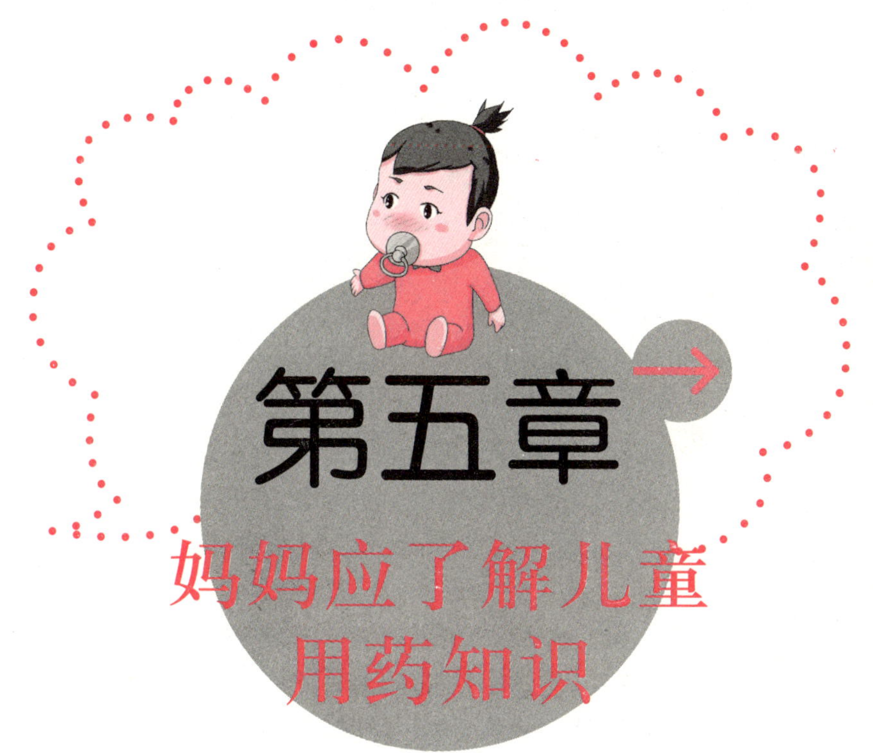

第五章

妈妈应了解儿童用药知识

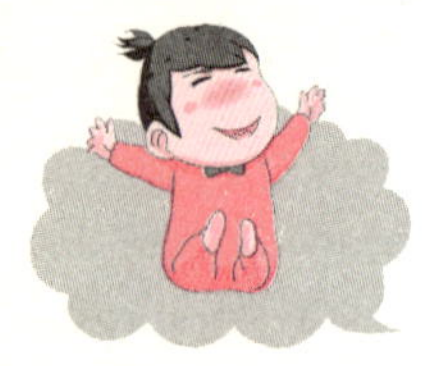

儿童用药常识

妈妈的急救百宝箱

儿童的抵抗力相对比较弱，又比较顽皮，很容易在玩耍过程中沾染病毒、细菌，所以常常会突发急症或受到意外伤害，最好在家里准备一个急救药箱，以备不时之需。

最好给孩子准备一个单独的急救药箱，不要与大人的混用，以免心急拿错药。药箱里面最好有不同的小格，以便分别存放常备药品、应急药品、外用药品及其他用品。

药品的选择

在药品的选择上要注意多选择上市时间长的药品，尽量不要选择新药(除非医生推荐)，因为老字号的药品在市面上使用时间长，其药性和不良反应已经经过临床检验，相对来说更加安全可靠。

多选择疗效稳定、使用方便的口服药、外用药，尽量少选或者不选注射药物。

要注意针对孩子的特殊疾病准备特效急救药品，如平喘药、心脏病特效药等。

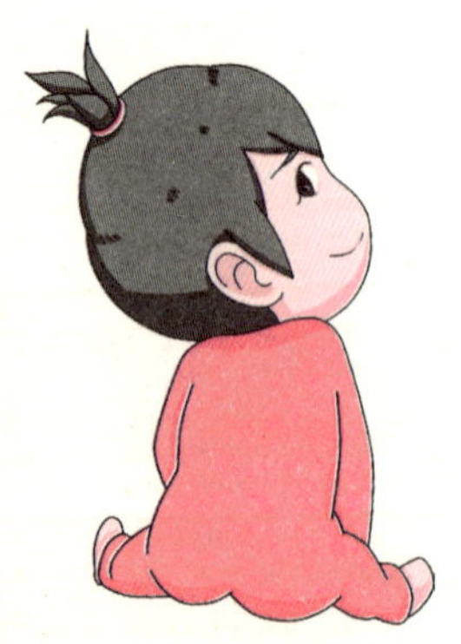

如果孩子有过敏问题，在选用药品的时候要特别注意，避免选有致敏源的药品。

应急药品主要包括：针对孩子的特殊疾病而准备的特效急救药品、快速退热防止小儿惊厥的药品、止泻类药品、抗过敏药品等。

常备药品主要包括：解热镇痛类药品，如对乙酰基酚、布洛芬等；感冒药；止咳化痰类药品；帮助消化的药品；抗生素类药品等。

外用药主要包括：外用消炎、消毒类药品，如医用酒精、碘伏、医用高锰酸钾等；外用消肿、止痛类药品，如止痛膏药或喷雾剂、红花油等。

其他物品包括：医用消毒药棉、纱布、绷带、医用胶布、创可贴等。

药品的储存

每种药品的包装盒和药品说明最好放在一起，如果是购买的散装药，可以自己加一个包装，写清楚购买时间和使用方法，这样一方面在使用的时候便于查阅，另一方面便于定期检查是否过期。

最好不要用旧药品的包装盒来存放其他药品，也尽量不把不同药品放在同一个包装盒里面，以免误用。

平时最好经常清查药箱，如果发现药片(丸)发霉、粘连、变质、变色、松散、有怪味，或药水出现絮状物、沉淀、挥发变浓等现象时，要及时处理掉，并补充相应新药。

最后要提醒的是，药箱要存放在孩子不易拿到的地方，以免因误服而造成危险。

儿童服药的几种常见剂型

糖浆剂

其中的糖和芳香剂能掩盖某些药物的苦、咸等不适味道，从口味上孩子易于接受，如小儿止咳糖浆、小儿健胃糖浆、小儿喜食糖浆、冠迪糖浆等。服药后应过一段时间再喝水，以利药物的吸收。

颗粒剂

它是经干燥后的颗粒剂型，味甜、粒小、易溶化，而且方便保存，不容易变质，如布洛芬颗粒、小儿热速清颗粒等。

咀嚼片剂

因加入了糖和果味香料而香甜可口，便于嚼服，适用于周岁以上的孩子服用，如小儿维生素咀嚼片(小施尔康片)、小儿多维咀嚼片(小儿善存片)等，要注意妥善保管这类药物，以免孩子当成糖豆大量食用，引起药物中毒。

冲剂

它是药物与适宜的辅料制成的干燥颗粒状制剂，一般不含糖，常加入调味剂，且独立包装，便于掌握用药剂量，如蒙脱石散(思密达)、板蓝根冲剂、小儿咳喘灵冲剂、小儿退热冲剂等。

滴剂

一般用量较小，适合于1周岁以内的婴儿，须按说明书或医嘱服用，滴剂一般不混合于食物或饮料中服用，如鱼肝油滴剂等。

口服液

是由药物、糖浆或蜂蜜和适量防腐剂配成的水溶液，临床最常用的儿童制剂之一，特点是分装单位较小，稳定性较好，易于贮存和使用，如抗病毒口服液、茵栀黄口服液、小儿清热解毒口服液、小儿感冒口服液等。

混悬液

是由不溶性药物加适当的赋形剂制成的，服用前一定要摇匀，如多潘立酮混悬液(吗丁啉混悬液)、布洛芬混悬液(美林混悬液)、对乙酰氨基酚混悬液(泰诺林混悬液)等。

关于儿童服药的几点提示

患痢疾或肠炎时，多粘菌素E(可利迈仙)、磷霉素钙片等抗生素不要与枯草杆菌肠球菌颗粒(妈咪爱颗粒)、双歧杆菌肠球菌嗜热链球菌片(金双歧片)等肠道微生态制剂同时服用。婴儿腹泻时应暂停鱼肝油口服。

先心病患儿需长期服地高辛治疗时，地高辛不能与钙剂同服，因为钙剂会加重地高辛的毒性反应引起中毒。若必须服用，两药要间隔6小时以上。

肾病患儿需长期服用大剂量激素(如强的松)治疗，为减轻其骨骼脱钙的不良反应，应同时服用鱼肝油和钙剂。

服磺胺类药物时，须同时服用碳酸氢钠片碱化尿液，防止药物结晶损伤肾小管造成血尿。磺胺类药物不宜与维生素C同服也是同一道理。

6个月以下的婴儿发热(T > 38.5℃)时，尽量少用退热药，婴儿体表面积相对成人较大，可先予物理方法降温，若无效，再给予药物，如布洛芬滴剂或对乙酰氨基酚滴剂退热。

红霉素不宜与维生素C同服，因为红霉素在酸性环境下药效会降低。

如何提高孩子用药的依从性

依从性又称顺从性、顺应性，是指患者对药物接受的程度。孩子由于不懂得治疗的重要性，或害怕打针输液等带来的痛苦，往往采取哭闹的方式拒绝治疗，同时也对医务人员产生恐惧和反感心理。那么如何提高孩子的依从性呢?

从精神上鼓励和称赞孩子，讲清治病的意义以及不治疗可能带来的后果，使孩子能够听懂理解，从而达到配合治疗的目的。

选择孩子容易接受的类型，如糖浆剂、滴剂、咀嚼片或颗粒剂等。根据病情特点，可使用口服药代替打针输液，以减轻孩子的痛苦。设法祛除苦味和异味，选用孩子喜欢的食用颜色，提高口服药的口感等。

采用长效缓释制剂，减少服药次数。有学者研究报道，减少每天服药次数及用药疗程，可以防止依从性下降。

儿童常用退热药有哪些

儿童常用退热药主要有以下几种：阿司匹林泡腾片、布洛芬混悬液和对乙酰氨基酚混悬液。

含阿司匹林的药包括阿苯片(即阿鲁片)、阿司匹林泡腾片和赖氨匹林针剂，口服剂量是10毫克/千克/次，其不良反应是对胃肠道有刺激作用，但国外报道个别病例可引起瑞氏综合征。

含布洛芬的药物包括美林、安瑞克和迪尔诺。布洛芬是目前在儿科界唯一能安全用于临床抗炎的解热镇痛药，其特点是起效快、维持时间长，剂量是10毫克/千克/次。其不良反应是恶心、呕吐、腹泻，偶见胃肠道出血、肝功能损害。

含对乙酰氨基酚的药包括泰诺和百服宁。剂量是10～15毫克/千克/次。儿童退热栓的主要成分也是对乙酰氨基酚，其不良反应是长期服用有肝肾损害。美林和泰诺的起效时间大约是半小时，维持时间是4～6小时，每天服药不要超过5次。

孩子用药的几个误区

滥用抗生素

抗生素对于多种细菌有着强大的杀灭和抑制作用，但使用不当会产生很多问题，例如，抗生素对病毒是无效的；抗生素剂量不足或反复换药等可产生细菌耐药性；部分抗生素可损伤肝肾、神经、血液等系统器官功能；长期应用抗生素还可引起二重感染；大量浪费医药资源。

滥用糖皮质激素

糖皮质激素临床应用范围很广，具有抗感染、抗过敏、抗毒、抗免疫和抗肿瘤等作用，但也有很多不良反应，如抑制免疫功能、抑制生长发育等，长期应用会造成骨质疏松、免疫力下降、股骨头坏死和肾上腺皮质萎缩等。

滥用营养药

维生素在人体的生理活动中起着重要的作用，婴儿每天需维生素A 1500～2000国际单位，维生素D 400～800国际单位，过量服用会造成不良后果。长期服用维生素A(5万国际单位/天)，可出现中毒症状，如烦躁、食欲减退、口唇皲裂、四肢疼痛、肝脾肿大、前囟饱满等；过量使用维生素D(30万～60万国际单位)，其中毒症状为：烦躁、哭闹、恶心、呕吐、腹泻、便秘、尿频、夜尿增多、肌张力下降、蛋白尿等。有些营养品还含有激素等禁用成分，儿童长期服用可出现性早熟特点。

迷信新药、贵药、进口药

治疗疾病应针对病因合理用药。对新药的疗效评价需要长期观察，如青霉素的过敏性休克是在它诞生 10 年后才被发现，沙立度安 (反应停) 的致畸作用是在用药 1 年后出现的。贵药和进口药在原料、生产工艺等方面要求较高，不良反应可能较少，疗效有的确实很好，但有的疗效尚难评价，使用时一定要从医疗价值上出发，切忌迷信新药、贵药和进口药。

如何给孩子喂药

刚出生的孩子生病了，初为人母的妈妈不知如何喂药。平时挑食的孩子饭都不爱吃，又怎样喂下难吃的药呢？这里介绍几种小窍门：

给新生儿喂药，可将药粉溶于少许糖水中，倒入奶瓶，让孩子像吸奶一样服药。口服液多是苦的或微甜的，也可用少许糖水稀释后喂服。

片剂不好吞服，可研成粉末调服。若孩子能吞服药片，让孩子将药片放到舌根区，然后大口喝水，随吞咽动作将药片服下。丸剂可以揉碎，用温开水在小勺中化成汤液给孩子喂服。

孩子拒服较苦的汤药时，可固定头手，用小勺将药液送到舌根部，使之自然吞下，切勿捏鼻，以防呛入气管。

服药时不可用可乐、牛奶、茶水等饮料送服。

服药时间一般以饭后 2 ~ 3 小时为宜，但驱虫的药物宜空腹服用。消食导滞的药物宜饭后服。

中药与西药须间隔半小时服。

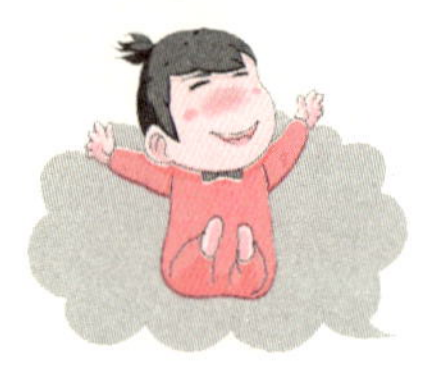

儿童用药常见问题

为什么孩子要慎用滋补品

有些家长为孩子个头不高、反复感染或体质较弱而苦恼，因此总想给孩子吃一些滋补品，如人参蜂王浆、冬虫夏草等，事实上，这种做法会损伤孩子的健康。有些市售的滋补品中含有激素或激素样作用的成分，儿童长期服用可引起内分泌紊乱，男孩和女孩出现乳房发育，女孩月经早来或月经紊乱，近年来出现性早熟症状的儿童呈不断增多趋势。此外盲目服用滋补品还会影响孩子智力发育。家长应向有关专家和药剂师咨询，查明真正病因后合理用药，不要给孩子轻易服用滋补品。许多化妆品也含有雌激素成分，因此儿童也应远离化妆品。

如何避免孩子误吃药物

在家里，大人们常把剩余药物放在小箱子或抽屉中，忙碌的生活和工作使大人们无暇整理，当不懂事的孩子把药片当作糖豆误服时，大人一定追悔不及，那么如何防范孩子误吃药物呢？

家庭药箱应放在孩子够不到的地方，抽屉可以锁上。不要将药品随手乱放，特别是一些特殊药物，如镇静催眠药、抗癫痫药、激素类药物、避孕药、抗肿瘤药及解热镇痛药等，更要好好保管。

平时教育孩子不要乱吃东西，特别是一些来历不明的“糖豆”。不要把食物和药物混放在一起。

孩子模仿力强，对新鲜事物充满好奇心，大人吃药时尽量避着孩子。

家庭用去污粉、洁厕灵、洗衣粉或油垢清洁剂等多含有腐蚀性成分，应妥善保管。

孩子误服药物或毒物后应如何处理

如果孩子在家中不慎误服了药物或毒物，应该怎么办呢？原则是应当马上送医院抢救，若离医院较远或交通不方便，应先叫急救车，然后采取一些急救措施。

首先，尽快弄清误服了什么药物、时间和大体剂量，为就医时提供病情资料。不要打骂和责怪孩子，免得孩子害怕不说真实情况而延误诊断。

如果误服的是一般性药物，可让孩子多饮凉开水，使药物稀释并及时排出。误服镇静催眠药，多表现为昏睡不醒、瞳孔缩小和反应减弱。误服有机磷农药，可有恶心、呕吐、流涎、多汗、流泪和肌肉震颤等表现，口中多有大蒜味。误服强酸强碱类液体，可有恶心、呕吐、呕血、口咽部糜烂、喉头水肿及口咽部、食道和胃灼痛、腹部绞痛等表现。

如果误服药量过大且时间尚短时，应立即催吐以减少药物或毒物的吸收。可以用手指或筷子抵压舌根，待胃内容物吐出后，再喝茶水、豆浆或牛奶等反复催吐。

误服强酸类液体，一般禁忌催吐和洗胃，以免加重食道和胃壁的损伤，引起胃穿孔。应服用极稀的肥皂水、生蛋清或牛奶等，然后服植物油保护消化道黏膜。禁用小苏打（碳酸氢钠），以免产生大量气体造成胃穿孔。

误服强碱类液体，也不可催吐和洗胃，应立即服用弱酸溶液，如食用醋、橘汁或柠檬汁，再予牛奶、生蛋清水或植物油口服。

若皮肤或眼睛接触强腐蚀性液体，应迅速用大量清水冲洗，并立即送往有治疗条件的医院就诊。

另外，在送医院急救时，应将错吃的药物或药瓶带上，以便医生及时采取合理的解毒措施。

药物处理后孩子体温仍未下降该怎么办

在临床上若孩子体温大于38.5℃，一般给予药物降温，退热针和退热药的效果相差不多。若给孩子进行退热处理后体温仍不降，身体无汗出，也不能重复给药，应尽量让孩子多饮温开水，此时孩子精神大多数不好且喝水少，可采取物理降温的方法，如减少衣被、洗热水澡、头枕冰袋或酒精擦浴。因为小儿体表面积相对于成人较大，所以孩子越小，物理降温的效果越好。

达人妈妈实战攻略

· 对有高热惊厥史的孩子，体温达38℃即可予药物退热。

· 已见汗的孩子不要给退热药，多饮温开水即可。

· 孩子发热时千万不能"捂汗"，这样会使体温更高，还可能引起高热惊厥。

哪些药物可能造成儿童药物性耳聋

引起耳聋的原因有多种，有先天遗传、后天感染、环境因素或药物中毒等，其中药物中毒是可以减少或避免的。药物性耳聋是指人们使用某种药物治病或接触某种化学制剂而引起的耳聋。临床表现为：耳鸣、进行性听力下降，常为双侧性的，先对高频率声音反应下降，然后对低频率声音反应下降，最后完全丧失听力。此外还可有眩晕、走路或站立不稳等表现。孩子用药后因不会表达往往表现为过分安静，因而本病具有一定的隐蔽性。

目前已发现近百种耳毒性药物，常见的有庆大霉素、链霉素、卡那霉素、丁胺卡那霉素、新霉素、小诺霉素、红霉素、多黏菌素、万古霉素、利福平、保泰松、阿司匹林、消炎痛、碘酒等药物，其中以庆大霉素、链霉素、卡那霉素、新霉素（均属氨基糖苷类抗生素）的损害最大，毒性反应的程度与剂量、疗程大致呈正比，即剂量越大、疗程越长则发生率越高。口服方式比注射方式毒性反应要轻一些。为尽量减少和避免毒副作用的发生，卫生部专门颁布了《常用耳毒性药物临床使用规范》，规定了 30 种耳毒性药物的使用标准。

药物性耳聋是永久性的损害，受损部位是位于耳蜗的感知声音的毛细胞，受损后其功能很难恢复，但早期发现并采取干预措施可防止病情加重。临床医生应尽量避免使用耳毒性较大的药物，在药物的剂型、剂量、疗程上应严格把握，减少不必要的联合用药，严密观察病情变化。

哪些药物对孩子肾功能有损害

我们知道大部分药物被人体摄入或吸收后，都要经过肝脏代谢，最后由肾脏排出，所以肝肾起着非常重要的作用。儿童由于其自身的生理特点，内脏器官功能均未完善，因此用药时要斟酌使用，避免或减少使用毒性较大的药物。肾功能损害的表现有：蛋白尿、管型尿、血尿、尿少、氮质血症，严重者可出现肾衰竭。临床主要有以下几类药物对肾脏有毒性作用：

抗生素 以氨基糖苷类为主，按肾毒性由大到小排列为新霉素、卡那霉素、丁胺卡那霉素、庆大霉素、妥布霉素、链霉素，其他还有万古霉素、磺胺类药物。在第一代头孢菌素中部分药物有肾毒性，但目前使用已不太多。第二、三代头孢菌素肾毒性都非常小。抗真菌药两性霉素 B 毒性较大，可引起不同程度的肝肾及其他器官损害，已逐渐被不良反应少的药物所取代。多黏类抗生素中多黏菌素 E(可利迈仙)的肾毒性较多黏菌素 B 明显减轻。

解热镇痛类 如阿司匹林、APC、扑他林、对乙酰氨基酚等。

抗肿瘤药 如顺铂、氨甲蝶呤。

重金属解毒剂 如青霉胺。

免疫抑制剂 如环孢霉素 A。

中药 如含有汉防己、关木通、天仙藤、青木香等中药的方剂，可引起马兜铃肾病。

其他 如甲氰咪胍、感冒通等。

对儿童使用上述药物，必须严格执行规定的用药剂量，用药期间应注意药物毒性反应监测和血、尿监测，如有异常改变应及时停药并做相应治疗，尽量减少或避免儿童出现肾脏损伤。

新生儿为什么忌用退热药

新生儿体温调节功能不完善，体温受体温调节中枢、周围温度等多种因素影响，如环境温度过高、保暖过度、饮水不足、哭闹等，都可以引起体温暂时升高，此时正确的方法是采取物理降温。

常用的几种方法有：减少衣被、暴露部分肢体、温水浴、枕冷水袋或降低室温。酒精擦浴应该慎用，因为酒精对新生儿娇嫩的皮肤刺激较强。体温正常后应立即停止降温。误用退热药会使体温迅速下降以致体温不升(低于35.5℃)，出现拒奶、反应差、不哭、面色苍白等症状。

孩子感冒怎样治疗

感冒是儿童最常见的疾病之一，多由病毒感染引起，如柯萨基病毒、埃可病毒、腺病毒、流感或副流感病毒等，此时应用抗生素对病毒是无效的，而抗病毒治疗多有效，常用药为利巴韦林颗粒，剂量为10毫克/千克/天，分2～3次服用，疗程3～5天。若感冒后期合并细菌感染则应加抗生素治疗。患病的孩子要多饮温开水，注意休息，饮食应清淡易消化。中药对治疗儿童感冒疗效较好，故推荐使用中药。有些疾病，如流脑、病脑等，初期似感冒表现，要加以警惕，对于高热不退、精神萎靡的孩子，应尽早到医院诊治。

孩子感冒时应如何选择中成药

风寒感冒

多在冬春季节发病，其他季节也可发生，为感受风寒之邪引起。主要表现为发热恶寒、头痛无汗、鼻流清涕、咳嗽咽痒、舌苔薄白等。

治疗宜疏风散寒、解表清热。

可选用感冒清热颗粒，每袋12克。服法：3～7岁服1/3～1/2袋；7～14岁每次服1/2～1袋，每天2次。若伴见停食停乳、咳嗽痰多，可选用小儿至宝丸，每丸1.5克，每次1丸，每天2～3次。

暑湿感冒

多在夏秋季节发病，主要表现为发热、头痛昏重、倦怠乏力、脘腹胀痛、呕吐泄泻、舌苔白腻等。

治疗宜解表祛暑、化湿和中。

可选用藿香正气口服液，每支10毫升。服法：7岁以下儿童每次5毫升；7岁以上儿童每次10毫升，每天2次。亦可选用藿香正气软胶囊，适用于学龄儿童，服法：每次2～4粒，每天2次。

风热感冒

一年四季都可发生，为受风热之邪引起，或由风寒感冒转化而来，此症候临床最多见。主要表现为高热不退、面红目赤、咽痛口渴、鼻流浊涕、舌苔薄黄等。

治疗宜疏风清热、利咽消肿。

可选用小儿感冒宁糖浆，每支10毫升。服法：初生儿至1岁每次5毫升；2～3岁每次5～10毫升；4～6岁每次10～15毫升；7～12岁每次15～20毫升，每天3～4次。

小儿热速清颗粒，每袋6克。服法：1岁以下，每次1/4～1/2袋；1～3岁，每次1/2～1袋；3～7岁，每次1～1.5袋；7～12岁，每次1.5～2袋，每天3～4次。

此外，也可选用复方双花糖浆、清热解毒口服液或小儿咽扁颗粒等中成药。

其他

对于感冒症状较轻，没有发热，伴见食欲减退、大便不调的婴儿，可选用健儿清解液，每支 10 毫升。服法：每次 5 毫升，每天 3 次。

孩子反复呼吸道感染者并不少见，多与脾肺气虚、表虚不固有关，可选用馥感啉口服液，每支 10 毫升，服法：1 岁以下儿童每次 5 毫升，每天 3 次；1 ~ 6 岁儿童每次 10 毫升，每天 3 次；6 ~ 12 岁儿童每次 10 毫升，每天 4 次。

用药前最好咨询医生。

如何正确选用儿童止咳药

咳嗽是人体的一种防御性反射活动，有助于排除痰液和异物。婴幼儿咳嗽反射尚不健全，气道分泌物不能及时清除，表现为喉中痰鸣，较大的儿童咳嗽剧烈时则影响学习和休息，如何选择止咳药呢？

我们平时所说的止咳药，可分为**镇咳药、祛痰药和平喘药**三种。

镇咳药 临床常用的镇咳药有愈酚甲麻那敏糖浆、小儿止咳露等。

祛痰药 有羧甲可坦口服液、盐酸氨溴索口服液等。

平喘药 有盐酸丙卡特罗糖浆、氨茶碱、丙酸倍氯美松气雾剂和布地奈德气雾剂等。其中氨茶碱治疗剂量与中毒量非常接近，必可酮和普米克都宝都是气雾剂，三药均须按医嘱使用。羧甲可坦口服液适用于 2 岁以上儿童服用。

此外，还有一些中成药可供参考，如小儿消积止咳口服液、肺力咳、急支糖浆、祛痰灵、蛇胆川贝液等。

如何给孩子点眼药

眼科局部外用药有滴剂和眼膏。

滴剂一般为水溶液，药物停留时间短，一天需点眼 3 ~ 4 次，因此在白天使用。

眼膏具有保护和润滑作用，在眼内停留时间长，在夜晚临睡前使用1次。

点药前应核对药名，以免搞错。

给孩子点眼药，应解除其心理恐惧感，取得其合作。

点眼药时，让孩子取仰卧位或坐位，头略后仰，眼向上看。用左手拇指或棉签轻轻扒开孩子下眼睑，暴露结膜囊，右手持眼水瓶或药膏将眼药水（膏）滴（挤）入结膜囊内，让孩子活动眼球并闭眼数分钟以利于药物充满结膜囊。对于不配合的婴幼儿，可先将孩子用布单包裹放在床上或由其他人抱持，然后将孩子的头部固定，即可进行滴药。

达人妈妈实战攻略

散瞳后要把孩子眼睛遮盖住，防止眼睛受光线刺激疼痛。

为什么孩子患皮肤病要慎用激素类药膏

儿童皮肤娇嫩，防御功能差，对外界刺激抵抗力低，因此，儿童皮肤病以感染多见，另外，还有过敏、烧伤、遗传、药物或理化刺激等因素。有些大人认为激素见效快，效果好，但在未明确病因的情况下，私自给孩子乱用，往往适得其反。儿童要慎重使用外用药，特别是激素类软膏。对于一些过敏性皮肤病，激素是有较好的疗效，但对于许多感染性皮肤病，误用激素会加重病情。目前市售的激素类软膏较多，常用的有肤轻松、氟美松、艾洛松、肤乐和尤卓尔等。

在临床上水痘患儿是绝对禁用激素的，易使感染播散、加重病情甚至危及生命。对于一些像单纯疱疹、脓疱病、疖肿、头癣、体癣等感染性皮肤病，也是禁用激素的。湿疹是较常见的一种皮肤病，其病因复杂，与过敏、机械摩擦、遗传等均有一定关系。治疗应调整饮食，口服扑尔敏、非那根等抗过敏药，外用尤卓尔等药，但合并感染后就应慎用或停用优卓尔。荨麻疹也是一种常见的过敏性皮肤病，其治疗是以清除过敏因素、止痒、抗过敏为主，激素也不是常规用药。血管神经性水肿多发生在唇、舌、脸、手、腰等组织疏松处，严重时可出现喉头水肿，须及时予肾上腺皮质激素抢救。

滥用激素类软膏会带来许多不良反应，如掩盖真实皮损特点从而影响诊断，还可导致激素依赖性皮炎或感染播散，皮肤出现色素沉着、老化、萎缩、变薄、皱纹等改变。任何事情都是有利有弊的，激素就像一把双刃剑，只有合理应用才会产生积极的作用，因此，家长使用前必须咨询医生。

如何给孩子科学补锌

锌是人体必需的微量元素之一，参与体内多种酶的合成、免疫反应、激素和维生素的代谢，也是味觉素的成分之一。它与儿童的生长发育有着密切的关系。

判断缺锌应以血锌为标准，发锌不是可靠的诊断指标。正常空腹血锌应在 10.0 ~ 10.7 微摩尔 / 升 (65 ~ 70 微克 / 分升) 以上，低于此数值要考虑锌缺乏病。锌缺乏病的临床表现有厌食、生长发育落后、青春期性发育迟缓、异食癖、反复感染、各种皮疹和口腔溃疡等。造成缺锌的因素有多种，如慢性腹泻、素食、挑食、偏食、感染、失血、多汗和被动吸烟等，都会引起锌的摄入不足、吸收障碍和丢失过多，因此，以上儿童要注意补锌。

婴幼儿、学龄前和青春期前儿童可在医生指导下每天口服锌剂 (按元素锌计)0.5 毫克 / 千克 ~ 1.5 毫克 / 千克，最大量每天 20 毫克，疗程 3 个月，轻症可较短，用硫酸锌、葡萄糖酸锌和醋酸锌皆可。口服补锌应在饭前 1 ~ 2 小时，这样有利于锌的吸收。肉、鱼、蛋、奶、豆类、坚果含锌量较丰富，谷类食物含锌量不高。现市售有多种强化锌产品，要注意其含锌量，一次摄入大量锌或长期锌摄入量过多皆可导致锌中毒。

补充铁剂时有什么注意事项

口服铁剂(硫酸亚铁、富马酸亚铁)的时间，应选择在两餐之间分三次为宜，这样既有利于吸收又可减轻铁剂对胃肠黏膜的刺激。剂量应按医嘱服用。

维生素C可以使三价铁还原为二价铁，有利于铁元素的吸收，因此，补铁的同时要同服维生素C。

口服铁剂时不要饮用咖啡、茶或大量牛奶。茶叶中的鞣酸与铁结合成不溶的铁盐，牛奶含磷较高，均会影响铁元素的吸收。

治疗时不仅需补充造血所需的铁，还应补充体内需贮藏的铁，因此其疗程较长，应在2～4个月。